JN070484

無名の医療者が

医学書を出版するまでの道

あなたにしか
書けない
本の作りかた

山本基佳 著

社会医療法人財団 慈泉会 相澤病院
救命救急センター副センター長

MC メディカ出版

はじめに

　「いつか本を書きたい！」と考えている医療者は少なくないと思います。私自身そのように思っていましたし、2017年4月に日本医事新報社から処女作である拙著『ER必携 救急外来 Tips 1121』を上梓した直後には、実際にたくさんの同僚から「どうやって本を書くきっかけを得たのか？」を尋ねられました。それも医者だけでなく、看護師、看護アシスタント、医療事務、薬剤師などさまざまな職種からです。

　医療現場はスペシャリストの集まりです。多くの人間ドラマも生まれます。医療者として何年も働いていると、日々の外来業務、病棟業務、臨床や看護、仕事のノウハウ、キャリアアップのコツ、後輩の指導経験、先輩との上手なつきあい方、患者さんとの貴重な体験、心温まる思い出、予期せぬクレームなど、誰しも語り継ぎたいことのひとつやふたつはあるでしょう。機会があれば本としてまとめて発表したいと、皆さんも一度は考えたことがあるのではないでしょうか。

　卒後30年クラスのベテラン医療者や、その分野で成功を収め活躍している医師など、すでにある程度の地位に立っているのであれば、自然に出版依頼がやってくるのかもしれません。また、出版業界と何らかのコネがあれば、原稿執筆のチャンスが生まれるのかもしれません。しかし、そのような機会をどんなに待っていたとしても、無名の医療者のところにそういう話がやってくることは普通ありません。どんなに貴重な経験や面白いネタを持っていたとしても、「どうやって本を書くのか」がわからなければ、どこをどう進めばよいのかわからず、ただ途方に暮れるのみです。

　地方病院の無名の医者に過ぎなかった自分がどのように単著を出版するチャンスをいただいたのか。自分自身の出版経験とともに、そこで学んだ

出版のためのノウハウ・アドバイスを紹介させていただこうと思いました。そして、出版を夢見る若手医療者やまだ無名の医療者の方たちへ、出版のお手伝いができればと思い、本書を執筆させていただきました。

　本書は「読めば必ず出版できる」という類いの魔法の書ではありませんし、本書の内容が万人に当てはまる唯一の道しるべになるわけではないでしょう。しかし、「出版」という目的地にたどり着くための一筋の光として、右も左もわからない皆さんの足下を照らすことはできるのではないかと思います。

　私のような地方のしがない一救急医でも、出版を通じていろいろな経験ができ、日本にいながら世界が大きく広がりました。若手医療者の方はその新鮮かつ斬新な切り口のネタを発信すべく、またベテラン医療者の方はその長く温めてきた知恵を萌芽させるべく、本書を活用していただければと思います。

　本書の概要は、次のとおりです。

　第1章では、さまざまな出版形式と、自分の原稿がどのように出版社に届いて本になるのか、導入部分を述べます。本書の目標は、出版社から本を出す「商業出版」の道筋をお示しすることです。本書全体で紹介しているふたつのアプローチ方法、著者側から出版社側に能動的にはたらきかける「能動的出版アプローチ」と、出版社側から著者側へ出版の打診を受ける「受動的出版アプローチ」について、この章から解説を始めます。

　第2章では、「能動的出版アプローチ」の具体的な準備の仕方を提示します。ここではただ単に「原稿を持ち込めばいい」などという無責任なことをお話するつもりはありません。出版とは無縁の私たち医療者は、原稿を持っていても第一歩をどこにどうやって踏み出せばよいのかもわかりません。必ずしも完成原稿は必要ではなく、まずは何を準備するべきなのか、

確実な第一歩を踏み出すきっかけをお話します。

第3章では出版企画書の書き方について述べていきます。おそらくこの第3章が本書の心臓部分にあたるでしょう。よい出版企画書が書ければ、それは出版への道筋ができたということ。あとはそれを出版社に持ち込むだけです。ただし「よい出版企画書」であることが前提です。そのためには「ネタ」「企画」「プロフィール」もブラッシュアップしなければなりません。本章ではそのためのお手伝いをさせていただきます。

第4章は、私が処女作を出版した際の体験談をお話しします。一般論や抽象論だけでは、なんとなくイメージして、そこで終わってしまいます。私の浅くつたない経験ではありますが、出版が決まるまでの長い道のり、苦労話や失敗談、そして成功体験を共有させていただき、イメージを具現化していただければと思います。

第5章では、企画が受理されてから編集者との打ち合わせ、そして原稿を提出するまでの流れを紹介します。たとえば編集者との打ち合わせってどんな風に行われるのでしょうか。作家や漫画家が「ボツ！」と言われてピリピリしているイメージがありますよね。本章ではその誤解を払拭します。また、図表やイラストはどうするのか？ などといった、原稿執筆に関する素朴な疑問や、原稿の自己添削である推敲のコツなどについてもお答えします。

第6章は他の章と比べると異色の章です。名刺の作成やサインの準備など、今回の出版とは必ずしも関係はありません。しかし、今後皆さんが「著者」になるにあたり、きっと役に立つと思われる項目についてお話しします。

第7章は、校正の仕方から完成した本が書店に並ぶまでについて説明します。校正・編集用語を整理し、校正記号を習得して、本の仕上がりの最終段階を着実に進めていきましょう。完成した本を初めて手に取ったときの感動を皆さんも味わってください。

第8章は、出版社側から出版の打診を受ける方法、「受動的出版アプロー
チ」を概説します。出版社から声をかけられるということは、自分の実力
がある程度世間に認められているということです。本書は「まだ無名の医
療者のための出版術」について述べた本なので、即効性はないかもしれま
せんが、将来のためにきっと役立つと思います。個人のブログやインター
ネットサイトを始めたり、自分の売りや強みを見つめ直してみたり、自分
の価値の高め方、アピールの仕方について、一緒に考えていきましょう。

　第9章は、出版後の人生についてお話します。一般書のベストセラーで
あれば別ですが、医学書であれば、「出版後に人生が大きく変わる」とま
ではいかないでしょう。しかし、出版するとよい変化が訪れるのも事実で
す。私の経験を中心にお話します。

　第10章は、これから皆さんが原稿を執筆するにあたって、私からのア
ドバイスです。執筆は長い道のりです。文章を書くことを生業としていな
い私たち医療者にとっては、文章術や時間管理術の習得は必ずや役に立つ
でしょう。そのさわりの部分を紹介します。

　このような形で、全部で10個の章が皆さんをお待ちしています。一般
論だけではなく、時には私自身の経験や体験談を、時には私が影響を受け
たアドバイスやエピソードを、そして時には私なりのユーモア（ちょっと
わかりにくい？）やマンガに関連したネタを交えながら解説していきます。

　さあ、出版への第一歩はこちらです。

2020年1月

山本基佳

無名の医療者が
医学書を出版するまでの道

目　次

第**3**章 出版企画書の書き方

第**4**章 企画書の送付・ボツ・快諾まで

第**5**章 企画が受理されてから原稿提出まで

第6章 原稿の提出直後に行うべきこと

第7章 校正から最終段階、そして出版へ…

第8章 受動的出版アプローチ

第1章

いざ出版を目指して

私が医学書を書こうと思ったきっかけ

「先生、これをまとめれば本になるんじゃないですか？」

　これは、当時いっしょに働いていた初期研修医の先生からかけられた言葉です。

　研修医教育に興味があった私は、これまで院内で複数の勉強会を企画して、教育法、指導法を自分なりに研究し、試行錯誤してきました。長く続いたものもあれば、1回限りで頓挫してしまったものもありました。その中のひとつに、「ERのピットフォール（落とし穴）を研修医にメールで全発信」というのがありました。

　ERはピットフォールの宝庫です。多少の差はあれ、放っておけばみんな似たような落とし穴に落ちてしまうのがERの研修というもの。ピットフォールの場所を教えてあげるのは上級医の役目です。毎年、毎年、新しく回ってくる研修医たちに、ほぼ同じようにピットフォールや失敗談を話しているうちに、「毎回同じ話をしているなあ。でも大事なことだから教えておかないといけない。ところでこの話は、研修医のA先生とB先生には話したけど、C先生には話したかな？」と、誰に何を指導したかがわからなくなってしまうこともありました。

　そこで、指導したワンポイントをノートに箇条書きでまとめておき、ある程度貯まったら研修医にメールで全発信することにしました。「そうすればピットフォールを全員で共有できるに違いない」と考えたのです。メールのタイトルを「救急外来で気がついたこと」と題し、5から10項目ほどのワンポイントが集まったらメールで全発信、ということを試しに始めてみました。やってみると指導していたピットフォールは意外に多く、平均して週に1〜2回、多いときはほぼ毎日のペースでメールをすることにな

りました。きっと当時の研修医からしたら、勉強になる反面、迷惑でもあったと思います。何しろ上司から数日に1回、メールが送られてくるのです。それも、その中には自分たちが落ちそうになったピットフォール、いわば失敗談も含まれている。当時の研修医の先生たちはよく我慢して目を通してくれていたと思います。

　しかし、そんなことを続けていると、「このピットフォールはメールに書いてありましたね」とか、「これは『救急外来で気がついたこと』のネタになりますね」などと、逆に研修医自身から声をかけられるようになったのです。また何人かの先生からは、内容の間違いや矛盾を指摘されたり、内容の根拠を求められたりするようになりました。そのディスカッションがなかなか面白く、自分自身の勉強の動機づけにもなり、とても楽しかった。

　数カ月が経ち、項目が100を超えるようになったとき、本章の最初に紹介した「まとめて本にしてみては」という意見を研修医からもらいました。始めた当初は本にしようなどとはまったく考えていませんでした。でも項目が100を超えた頃、**「たしかに研修医向けの院内の小冊子くらいにはなるかもしれない」**とは思いました。やがて項目が数百を超えた頃、**「もしかしたら本当に本になるのかも」**と思いました。そして出版とその方法について本格的に考え始めたのが、『ER必携 救急外来Tips 1121』（日本医事新報社）を上梓する約2年前のことでした。

自分のネタはどうやって出版社へ届くのか

　さて、本にする材料や原稿がなんとなく手元にあるとして、どうすればそれを書籍化できるのでしょうか。ゼロからのスタートです。何かを始めるときには**「その分野の本を数冊読むことから入り始める」**というのが自

分流。まずは、本の作り方に関する本、出版するためにはどうすればよい かが書かれている本をいくつか集めて勉強しました。そして商業出版、自 費出版など、出版の形式にはいくつかあることを知りました。勉強すれば するほど、商業出版の大変さを知ることになったのですが、**無謀だとして もやはり最初は出版社から本を出してもらい、書店に本が並ぶという商業 出版を目指してみたい**と思いました。そしてさらに勉強すると、**企画書を 自分で書いて出版社に持ち込む方法がある**ということがわかりました。私 がここで学んだ詳しい出版の種類や企画書の具体的な持ち込み方法は後述 します。

　企画書の持ち込み以外にも、出版のきっかけはいくつかあります。たと えば医学書以外ではどのようになっているのでしょうか。

　文学では新人賞に応募して賞を獲ると、それをきっかけに出版につなが ることがあります。ご存じ『神様のカルテ』（小学館）は第10回小学館文 庫小説賞を受賞し、同年単行本が出版されています。のちに続編が作られ て映画化もされています。

　マンガの世界では、原稿をそのまま出版社に持ち込んで編集者に読んで もらう方法があるといいます（そしてマンガの世界では原稿の持ち込みは 割と主流のようです）。マンガの原稿持ち込みと聞くと、『週刊少年ジャンプ』 （集英社）を読んで育った世代の自分は、アラレちゃんの『Dr.スランプ』（集 英社）を思い出し、コミックで作者の鳥山明さんと編集者の鳥嶋和彦さんの、

作者　　鳥山 明さん「原稿です！」
編集者　鳥嶋和彦さん「ボツ！」
作者　　鳥山 明さん「!!……。」

なんてやりとりを想像してしまいます。また、同じく『週刊少年ジャンプ』 で連載され、のちに映画化もされた『バクマン。』（集英社）では、作中で

マンガの原稿を投稿して賞を獲り、その後も週刊連載を続けるために悪戦苦闘する若き漫画家の姿が描かれています。また、『NARUTO－ナルト－』(集英社)のコミック本のとある欄外ページには、「漫画家を目指す人は多いが、多くは口だけの『うそっこ漫画家』で、本当に真の漫画家を目指している人はほとんどいない」というようなことが痛烈に書かれていました。当時の私は、「原稿を直接持ち込むことが許されているマンガ業界では、持ち込みだらけで出版社がパンクしてしまうのではないか」と心配しましたが、出版社に持ち込みができるほどの完成された作品を描ける人はおそらくごくわずかで、そんな心配はないのかもしれません。もちろん、持ち込み自体はほんの入口に過ぎず、その後雑誌に掲載されるのは本当に大変なことなのだと推察します。

　文学、マンガと見てきました。では、医学書の場合はどうでしょうか。自分がすでに有名であれば、出版社側から執筆の打診があるのかもしれません。しかし繰り返しますが、**「そうでない無名の人はどうすればよいのか」**というのがこの本の目的です。これから第一歩の踏み出し方について具体的にお話していきますが、その前にもう少しだけおつきあいください。

私たちは「修学旅行のしおり」も満足に作れない

　本項は「本の出版」以前のお話です。まず「出版」とは何か。本を制作、印刷して、販売、頒布することです。最終的に本は販売して、人に読んでもらわねばならないのですが、出版以前の問題として、本を制作、印刷するだけでも私たちにとってはとても大変です。たとえば、中学生の頃に修学旅行のしおりを作った時のことを思い出してみましょう。

　中学生にもなると、修学旅行のしおりを自分たちで作っていたはずです。

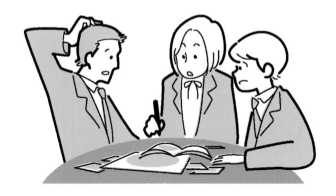

　まずはどんな内容をしおりに載せるのか、意見を出し合い企画をする。日程表、地図、行き先の詳細、班員の名簿、持ち物リスト、約束事項などなど。吉田戦車さんのマンガ『伝染るんです。』（小学館）の一コマでもあったように、中学生にとっては「バナナはおやつか」とか「おこづかいの上限」の方が大切な問題かもしれません。しかし、学校としては「遠足の目標」なども載せておかなければ、しおりの体をなしません。部屋割やバスの席順も載せておかないと後できっと喧嘩になります。ほかにも表紙やデザイン、ページ数、紙の質、発行部数なども検討しなければなりません。たかがしおりといえど、企画だけでも大変です。

　さらにここから執筆が始まります。学校生活の合間、放課後、帰宅後、少しずつ書き進めていきます。書きやすいところもあれば、書くのが大変なところもあります。そして原稿の執筆後は、推敲、校正が必要です。誤字や脱字はないか、中身に間違いがないかを慎重に確認しなければなりません。万が一、旅行の日時を書き間違えていたり、友達のバスの座席が抜けていたりしたら大変です。全ページにわたり入念にチェックをしていき

ます。内容の確認後は印刷・発行です。職員室のコピー機を借りたり、業者を通したりして印刷し、それをホチキスや紐で綴じていきます。そして、ようやくできあがったしおりを各クラスに配布します。

　基本的にしおりの場合は制作・印刷まででよく、販売、頒布のことは考えなくて済みます。しおりは修学旅行参加者の全員が必要としており、ただクラス毎に配布すればよいからです。しかし本の場合は、ここにさらに多くの苦労や気遣い、気配りが必要になります。本ができれば販売をするわけですが、しおりと違い、あなたが書いたその本はそもそも人に必要とされているのかどうかもわかりません。それを買ってもらえる保証がありません。書店で手に取ってすらもらえないかもしれません。**これだけ苦労をして作った本が、まったく売れないということもあり得るのです。**

　しおりを作るだけでこんなに大変なのです。本を出版するのはしおりの比ではありません。しおりを例に出してしまったことに対して恐縮してしまうくらい、比ではないのです（「それなら他の例を使え」とは言わないで）。本を作るには、とにかくたくさんの時間とお金がかかり、多くの手間と技術、労力を要する、ということです。しかし、ここではそれ以上に伝えたいことがあります。それは、**「本が完成した時の喜びは、その労力を大きく上回るものである」**ということです。道のりは長く険しいと思いますが、もしあなたに本にするネタがあり、出版をしたいという夢があるのなら、ぜひ一度は出版の実現を目指してもらいたいと思います。

出版の主な形式（商業出版と自費出版）

　どうやって出版をするのかを知るためには、出版の種類についても知らなければなりません。出版の形式は大きく分けて2種類です。商業出版と

自費出版です。**同じ出版でも、出版までの戦略が大きく異なるので、自分が目指す出版の形式について、意識しておかなければなりません。**

商業出版は、本を出版する費用をすべて出版社が負担する出版形式です。企画出版とも呼ばれます。商業出版は、普通の人が「出版」と聞いて最初にイメージする形式だと思います。完成した本は書店で売られますし、出版社から印税を受け取ることもできます。本書で主に取り上げているのは、この商業出版についてです。

他方の自費出版は、本を出版する費用を自分が負担する出版形式です。ページ数や形式、発行部数など自分で設定できます。自分の思いどおりの本を出せる一方、依頼する出版社にもよりますが、制作費の相場は平均200万円以上であるという話もあります。

さらにここに電子出版や共同出版などが加わるのですが、本書では取り上げません。詳しくは成書をご参照ください。

さて、自費出版と比べると商業出版の方がよいように思えますが、商業出版はハードルが高いです。企画書を持ち込んでも受けてもらえないことが多いといいます。商業出版は出版費用をすべて出版社が負担するため、

表 出版形式の比較

	出版費用	出版の ハードル	内容	印税
商業出版 （企画出版）	出版社負担	高い	編集者と相談	あり
自費出版	自己負担 （数百万）	低い	自分で決定	なし
電子出版※	自己負担	低い	自分で決定	あり

※ここでは商業出版物の電子版ではなく、Amazon Kindleダイレクト・パブリッシングのようなサービスを用いた個人電子出版を指します。

出版社にとってリスクが高く、本が売れなかった場合、その負債がすべて出版社にかかってきてしまいます。そのため、出版社も売れそうにない企画を本にしようとはしません。**売れなそうな企画に構っている暇はないのです。**ベストセラー作家と違い、無名の著者の場合には企画書を受けてもらえるまで10社以上かかることはざらとも聞きますし、それでも受けてもらえないこともあります。決して楽な世界ではないのです。

　それでは、もし商業出版をお願いすべく企画書を何社にも送ったが軒並み断られてしまったという場合。それでも、その企画をどうしても本にしたいという場合はどうすればよいのでしょうか。方法はふたつ。ひとつは自費出版、もうひとつは出版プロデューサーの利用です。

　自費出版は、出版費用を自己負担することで出版が可能となります。前述のように費用がかなり高いので、一見デメリットしか感じないかもしれません。しかし、本を出すこと自体がマーケティングになるので、自分のビジネス展開につながる可能性があるのは大きなメリットでしょう。経済的に余裕があり、どうしても本を出したいというときには選択肢のひとつになります。自費出版専門の出版社も数多くあります。ただしその分、内容や費用にも差があり、良心的なところから悪徳業者的なところまで幅があるようです。利用の際は十分に調べてから活用した方がよいでしょう。

　ちなみに、商業出版の時にあれだけ断られてきた出版企画書を自費出版専門の出版社に持ち込むと、**「なんという素晴らしい企画なんでしょう。このまま埋もれさせてしまうのはもったいない。ぜひうちで出版させてください」**と絶賛されるそうです。自費出版の場合、出版費用の負担は出版社ではなく著者。極端に言えば、その企画が売れようが売れまいが出版社側のリスクはほとんどありません。本を出版させるところまでが仕事なのですから、会社によって態度が違うのも仕方がないのかもしれません。しかし、人は持ち上げられると気分がよくなり、冷静な判断ができなくなる

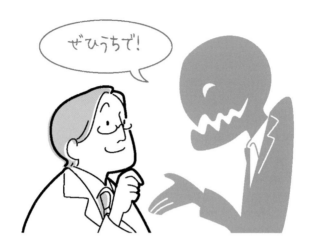

ことがあるので、そこはご注意を。

　もうひとつの出版プロデューサーの利用経験は、現時点で私にはありません。出版プロデューサーに企画書を送ると、その出版社とのネットワークを通じて、自分の企画書をたくさんの出版社、たくさんの編集者に売り込んでもらえます。数十、数百の出版社に企画が送られるので、数ある中から適切な出版社が見つかるメリットがあります。また企画採用後も、出版に伴う編集者とのトラブルなどにも対応してもらえるといいます。出版プロデューサーには手続き料や、報酬として「印税の○％」などを支払います。これも業者によって差があるので、いろいろと調べてみるとよいでしょう。

　出版プロデューサーの話は、『本を出したい人の教科書』（講談社）に詳しいです。この本自体、内容の大半は一般的な商業出版の仕方や企画書の書き方が詳しく書かれており、必ずしも出版プロデューサーを勧めるものではありません。しかし、この本の著者である吉田浩さんは、ご自身が出版プロデューサーをしている方です。書籍内で自社宣伝をされるのではないかと心配な方もいらっしゃると思いますが、自社のことは最終手段的に

書かれており、ぐいぐいと自社宣伝を押してくる本ではないと思いますので、ぜひご一読をお勧めします。

共著や原稿執筆依頼について

　医者をしていると、原稿執筆依頼のお話をいただくことがあります。原稿執筆といっても、書籍まるまる一冊の執筆ということはめったにありません。「こういう本を書いてください」という依頼を受けられるのはその分野で活躍されている方くらいのもので、そもそもそのような方は本書の主な対象読者ではないでしょう（それでも本書をお読みいただいている方がいらしたらありがとうございます）。

　依頼原稿の内容は、医学雑誌の数ページであったり、教科書や参考書の1章分であったり、共同翻訳で割り振られたページであったりします。一般誌の医療コラムや、地方紙、院内紙の記事を書く機会などもあるかもしれません。上司から譲り受ける依頼もあれば、出版社や広報とのコネからくる依頼もあります。専門医や指導医などの資格を持っていたがゆえにやってくる依頼もあるでしょう。医局にきた依頼が自分のところに降りてきた、ということもあるかもしれません。

　もしこういうチャンスと出会ったら、これはぜひ受けた方がよいです。依頼原稿を受けるメリットは主に次のとおりです。

〇知識や考えをまとめるよい機会
〇業績になるよい機会
〇コネを作るよい機会
〇信頼されるよい機会

まず、原稿を書くには自分の知識や考えをうまくまとめなければなりません。特に医療関係のことを書く場合、誤った知識は患者さんの不利益につながります。その知識が本当に正しいのかどうか、理論的なのかどうか、十分な吟味が必要です。**その分野のことを勉強し直して、考えを構築するよいきっかけになります。**

　そして原稿を書くと、書いた分だけ自分の業績になります。依頼を引き受けてコツコツと執筆することで、その分だけ自分を豊かにすることができます。また、印税や原稿料が発生する場合もありますが、数ページの原稿の原稿料はそれほど高くはありません。原稿を執筆する時間や資料を集める費用のことを考えると、むしろマイナスになることも多いです。原稿料を稼ぐために執筆をするというのは、あまり期待しない方がよいでしょう。

　また、執筆を通して同業者や出版社とのコネ作りができるのは大きいです。仕事を受けたらきっちりと完遂し、ぜひ自分のネットワークを多方面に広げてください。このときに仕上げた原稿により、「○○といったら○○さんに聞けば間違いない」とまで思ってもらえるかもしれません。

　もちろんそのためには、信頼関係を作らねばなりません。たとえば締切を守らなかったりすると、信用を失うことになり、むしろ逆効果です。**意外と世界は狭いもので、1回の失敗が巡りめぐって将来に響いてきたりするものです。**常識やマナーを守ることを心がけましょう。

　自分の立場が上になればなるほど、こういう仕事は増えてくるのだと思います。いま述べてきたように原稿執筆には利点も多いのですが、そのためには労力も費やさなければなりません。執筆依頼をもらうと、最初は新鮮で喜んで受けていても、段々と面倒に感じる方もいるようですし、嫌がったり煩わしく思ったりする方もいるようですが、私は自分に余裕があればできるだけ受けた方がよいと思います。前述のメリットが大きいと思いますし、いったん断ると、もう次から依頼が来なくなる可能性があるからで

す。次の依頼はもっと大きな舞台への第一歩になるかもしれず、その機会をみすみす逃してしまうのはもったいないことです。信頼されているから執筆依頼がくるのであって、こういう仕事がまったくこなくなってしまったら、それはそれで寂しいものでしょう。

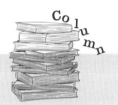

はじめての原稿執筆

　自分は市中病院に長く勤めていたので、臨床と多少の研修医教育しかやってきませんでした。それまで原稿執筆の機会はまったくありません。「どういう縁があれば本を書けるのだろうか」などとぼんやりと思っていました。卒後数年が経ったとき、当時上司だったERの分野で活躍している先生から「原稿を書いてみないかい」と声をかけていただきました。最初はよくわからないまま、その仕事をお受けしました。とある雑誌の十数章の中の1章分で、10ページにも満たない数千字程度の執筆依頼ではありましたが、はじめての機会だったので、2カ月くらいずっとそのことだけを考えて書き続けたのを覚えています。しばらくして完成したその医学雑誌が届いて開いた時は感慨深いものがありました。はじめての原稿執筆だったので、喜びもひとしおでした。しかし同時に、「今は上の先生から原稿を書く機会をいただいて書かせてもらっている。将来的には自分でチャンスを手に入れないといけない。もっと大きくなって、自分のところに自分で仕事を集め、自分から機会を譲れるようにならないとダメだ」などと生意気な小さな野心が芽生えたのもこの頃でした。

商業出版への道を逆算して考えてみる
「能動的出版アプローチ」と「受動的出版アプローチ」

本書の主題「商業出版への道」に話しを戻します。ハードルが高いとはいえ、皆さんもできれば商業出版をしたいとお考えではないでしょうか。本書もできるだけその道を示す指南書になれるよう考えています。

さて、物事を計画するときには、A→B→C→Dと順行性に計画することが多いと思います。しかし、D→C→B→Aと逆算して考えると、いつまでに何をすればよいのかが見えてくるものです。「逆算計画法」です。ここでは商業出版をDとして逆算して考えてみましょう（右図）。

商業出版をする（D）には、出版社と話し合う（C）ことが必要です。また、出版社と話し合う（C）ためには、声をかける／声をかけられる（B）ことが必要です。そして、声をかける／かけられる（B）ためには、声をかけるなりの準備／声をかけられるなりの準備（A）が必要です。ということで、声をかけるなりの準備／声をかけられるなりの準備（A）として何が必要かわかれば、A→B→C→Dと出版に向けた第一歩を踏み出したといえます。

本書では、こちらから出版社に声をかけるための準備を**「能動的出版アプローチ」**と呼んでいます。そして逆に出版社からこちらに声をかけてもらうための準備を**「受動的出版アプローチ」**と呼んでいます。

次章からはこの「能動的出版アプローチ」と「受動的出版アプローチ」について順にお話していきます。

A：声をかけるなりの準備（能動的出版アプローチ）／
　　声をかけられるなりの準備（受動的出版アプローチ）

↑

B：声をかける／声をかけられる

↑

C：出版社と話し合う

↑

D：商業出版

図 出版への道 逆算計画法

第**2**章

能動的
出版アプローチ
の準備

「能動的出版アプローチ」とは
原稿・出版企画書・業績一覧の準備

　本章ではこちらから出版社に声をかけるための準備、「能動的出版アプローチ」について説明します。「能動的出版アプローチ」のために準備しておいた方がいいものは次のとおりです。

◉原稿（完成原稿、またはサンプル原稿）
◉目次（完成目次、またはサンプル目次）
◉出版企画書
◉著者業績一覧
◉出版社のドアをたたく「勇気」

原稿と目次

　まずは原稿です。これがないと話が進まないのは想像に難くないでしょう。「出版したいのですが……」と出版社に相談すれば、「どんな原稿ですか？」と聞かれるに決まっています。「原稿はまだないのですが……」では話になりません。

　出版の確約をしたあと、出版する側から見て一番困るのは、いつまでも原稿ができあがらないことです。3カ月でできるはずの原稿が、筆を執ってみたらまったく進まずに、半年しても1年してもできあがらないのでは出版社はとても困ります。いつ頃までに完成するのかわからないと、その企画の出版のタイミングが読めないだけでなく、出版社の他の企画にも影

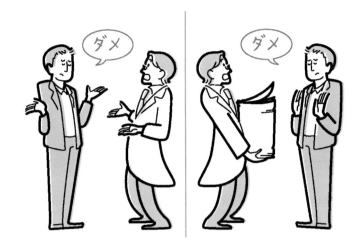

響します。反対に、原稿がすでに完成していれば何も言うことはないでしょう。最初から原稿が完成していれば、出版社もひとまず安心です。原稿ができあがっていた方が、企画が通る可能性は上がるでしょう。もし書けるのであれば、あれこれ考えず原稿を仕上げてしまうのがよいでしょう。出版を目指すのであれば、言われなくても書いてしまうくらいでなければいけません。

　しかし、出版の約束もまだできていない段階で、原稿用紙100枚を軽く超える原稿を仕上げておくのも大変です。完成原稿を持ち込んでもボツ企画で終わることもあります。大幅の書き直しを余儀なくされることもあります。原稿がそのままの形で出版される保証はまだないのです。

　原稿がなくてもダメ、完成させてもダメ。ではどうすればよいか。まずサンプル原稿（見本原稿）を作っておくことをお勧めします。そしてサンプル原稿にはサンプル目次（見本目次）をつけておくのです。

　すべての原稿がなくても、目次と数ページのサンプル原稿があれば、その企画がうまくいくかどうか、ベテランの目をもった出版社である程度判

断してもらうことができます。筆者の文章力をチェックしてもらうこともできるでしょう。作って売り出す前にヒット作を見つけるのは難しいとはいえ、出版社の慣れた目があればある程度の予想が立てられるのです。

　目次とサンプル原稿を作っておくことは、これから本を書こうとしている自分のためにもなります。自分がどんなによい企画と思っていても、書いてみたらいまいちだったり、そもそも筆が進まないということなどもわかります。内容がよくても分量が全然足りないなんてこともあります。目次を作っておくことで全体像を俯瞰し、全体のボリュームの把握や完成時期の目安などもある程度わかります。企画が通ってから途中で行き詰まる可能性もぐっと減るでしょう。

　出版社のためにも、自分のためにも、まずはサンプル原稿と目次の準備をしておきましょう。

出版企画書

　原稿と目次の重要性を述べました。さらにもうひとつ、「能動的出版アプローチ」の中核を占める重要なものとして出版企画書があります。原稿や目次と違い、こちらはあまり聞き慣れない言葉と思います。出版企画書は、書こうとしている本の概要や著者略歴をまとめたものです。特に決まった形式はないようですが、書名（仮のタイトル）、著者名・所属・経歴、想定ページ数、想定対象読者、企画の趣旨、類書などを入れるのが一般的です。

　出版社では、その本が出版に値するかどうかを企画会議などで決めます。その際、送られてきた何百枚もある原稿すべてに目を通すわけにはいきません。代わりに出版企画書を検討することで採否が決まります。**つまり、出版企画書ですべてが決まるといっても過言ではありません。**そのため、

出版企画書には自分が持てるすべての力をつぎ込まなければなりません。本を書く上で最初の難関となるでしょう。出版企画書の作成は「能動的出版アプローチ」の一番のキモになりますので、このあと第3章でその書き方を詳述します。

業績一覧

　業績一覧のお話もしておきましょう。その著者がどういう人物でどういう業績を残してきたのかは、企画を採用するひとつの判断材料になります。業績をどこまで挙げるかは他の要素とのバランスにもよると思いますが、論文、学会賞受賞、雑誌の原稿執筆などの経験があれば、それを載せてアピールできます。また、医療従事者の場合は国家資格をお持ちの方が多いと思いますし、資格認定制度の資格（専門医・指導医、認定看護師、特定行為など）、各種コースインストラクター資格（ACLS［Advanced Cardiovascular Life Support］インストラクターなど）などもありますので、書いておきましょう。

　業績一覧は量が多ければ単独で準備します。量が少なければ出版企画書の著者プロフィール欄に入れておきましょう。

　能動的出版アプローチに必要な書類は以上です。あとは出版社のドアをたたく「勇気」だけです。熱が冷める前に次のページへと進みましょう。

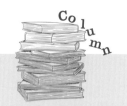

業績一覧を作っておきなさい

「いまのうちから業績一覧を作っておきなさい」

私がとある研究室の教授からそうアドバイスをいただいたのは、まだ医学部4年生の頃だったと思います。当時私の在学していた大学では、学生の研究室配属期間というのが3年生の秋にありました。学生が自分の好きな先生、興味を持った研究をしている研究室に入って、基礎研究というものに触れるのです。当時の私は発生学が好きで、胚性幹細胞（Embryonic Stem cell、いわゆるES細胞）の仲間の細胞培養をさせていただきました。この実習期間は、普通は1カ月でおしまいで、その後は通常の授業に戻るのですが、触れさせていただいた研究の一環がとてもおもしろく、医学部卒業ぎりぎりまで細胞培養を続けさせていただきました。その途中に学会発表と論文執筆の機会をいただいたのですが、そのときに教授から冒頭の「業績一覧作成のすすめ」を受けたのです。

言われたことはまずは素直にやってみる性格だったので、早速Microsoft Excelで表を作って学会発表を一覧に入れてみたのですが、当然ながら当時の自分の業績はそれひとつだけ、表はすかすかで「一行だけの一覧表」でした。「とても一覧とは言えない……（まあたしかに一目でわかるけど）」などと、なんとも寂しい一覧表でした。しかしその後も症例報告をしたり、論文や原稿を書いたり、ちょっとずつではありますが行数が増えていき、今では「一覧」の名に少しは恥じぬ形になってきました。

業績一覧は、医師の世界では、職場の異動、専門医や指導医の更新、大学院進学、講演などでの略歴紹介、各種面接などで使う機会があります。一覧の作り方に特に決まりはないですが、入れておくと便利な項目は、論文、学会発表、書籍、雑誌、マスコミ取材などです。タイトル、著者名（筆頭・共著者）、演者名（筆頭・共同演者）、所属機関など。そして、学会であれば学会名と開催回、発表日時、場所、発表形式（口頭、ポスター、ワークショップ、シンポジウムなど）、論文であればPubMedや医中誌に載るような情報などを一覧にします。

余談ですが、専門医や指導医申請などで学会発表や論文執筆の点数を求められる場合、持ち点を共同演者の人数で割って配分する形式の学会があると思います（例：その学会で発表すると10点もらえるとします。そして、A、B、C、Dの4人で演題登録したとします。筆頭演者のAは10点もらえ、共同演者のB、C、Dは10点を4人で割った点数、つまり2.5点ずつの配点となるなど）。そのため自分の業績一覧ではあるのですが、自分以外の共同演者・共著者の情報もあわせて記載しておくと、あとで役立ちます。

　「学会発表や一部の共著は業績にならない」とお考えの方もいらっしゃるかもしれませんが、多めに項目を作っておいて、提出時に必要な分だけ項目を間引く、というようにしておくと、求められたときに項目が足りなくて困るということがなくなるのでよいと思います。特に業績が少ないうちはボリュームも増えて見栄えがよくなるので、提出用ではなく自分用の業績一覧の段階では多めに作るのがよいでしょう。また一覧だけでなく、論文の別刷りや学会プログラムの該当ページのコピー（表紙、学会の詳細が記載してあるページ、自分の発表に関するページなど）もどこかに保管しておくことをお勧めします。電子化が進んでいるとはいえ、アナログ的に紙ベースの提出を求められることもまだまだ多いからです。業績が本当にあったことを客観的に示す資料をぜひ取っておきましょう。

　業績一覧を作っておくと、それまで自分が何をしてきたのか振り返るよい機会になります。業績が少ない時にも、「これからはもう少し発表しないといけないな」などとモチベーションを上げるきっかけにもなります。一覧にしておけばいざというときにさっと印刷するだけなので、スムースに提出ができます。自分も実際に作成していてよかったと感じる場面がこれまで何度かあって、冒頭の教授の教えを愚直に守ってきてよかったと思いました。当時のすかすかだった業績の「一行だけの一覧表」作りで、三日坊主にならなくてよかったです。将来的には自分の作った一覧表を見て、「とても一覧とは言えない……（業績が多すぎて一覧できない…、なんてね）」などと言える日が来るのでしょうか。

第3章

出版企画書の書き方

出版企画書の書き方

　前章で出版企画書の作成と売り込みが書籍出版の大きな難関のひとつであるということを述べました。出版企画書が会議で通って、はじめて出版というスタートを切ったと言えます。どんなに興味深いネタを持っていたとしても、どんなに完成された原稿を持っていたとしても、**企画が通らないことには出版という話は進まないのです。**そのため、できるだけ研ぎ澄まされた企画書を用意する必要があります。

　出版企画書には特に決まった形式はないというお話をさせていただきましたが、一般書籍（特にビジネス書）の出版に関する教科書、参考書を何冊か読んでみると、載せるべき項目はほぼ下記の項目に絞られていました。

●タイトル※	●監修者	●類書との差別化
●サブタイトル	●本書の内容※	●本の体裁
●キャッチコピー	●企画意図※	●原稿完成予定※
●著者名※	●企画の背景	●企画書の要望
●著者プロフィール※	●読者ターゲット※	●有利な条件
●著者実績※	●類書	（※は必須項目）

[『本を出したい人の教科書』（講談社）第5章「企画書作りのルール」を参考に作成]

　これらの項目は大きく3つに分けられます。1点目は「本そのものに関すること」、2点目は「著者に関すること」、3点目は「本の販売戦略に関すること」です。この出版企画書が完成すれば、出版社への接触は目前です。ここから各項目を順に詳しく見ていきます。

「2度見」させるタイトル！
タイトル・サブタイトル・キャッチコピー

タイトル

　本のタイトルは非常に重要です。**売れ行きの半分以上はタイトルで決まるとも言われています。**実際、自分が本屋さんで本を選ぶ時のことを考えてみましょう。書店の本棚には数多くの本が並んでいます。平積みにされている本もあります。特に目的の本がなくても、目の前の「1冊の本」を手に取ってぱらぱらと眺めた経験は誰にでもあると思います。さて、数多くの本の中で、なぜその「1冊の本」を選んだのでしょう？ そうです。「タイトルがおもしろそうだったから」に違いありません。

　たとえばもうずっと前ですが、とある書店に『スタバではグランデを買え！』（ダイヤモンド社）という本が平積みされていました。グランデはコーヒーの大きなサイズです（470mL）。全部飲んだらお腹はガバガバです。いつもショートサイズ（240mL）かトールサイズ（350mL）しか頼んだことがなかったコーヒー好きの私は、「なんでグランデ？」と一目見て本を手に取ってしまいました。

　「おもしろそうなタイトル」の別の例も挙げましょう。先日市街地図を買いに書店に行った時のことです。地図売り場に向かう途中、とある本のタイトルを横目に通りすぎたのですが、そのまま巻き戻しをするように3歩後退してタイトルを2度見してしまった本があります。「市街地図を買いに行く」と目的を持って書店に行ったにもかかわらず、そのタイトルにつかまってしまったのです。その本の名前は、『うんこ漢字ドリル』（文響社）でした（つかまった自分が恥ずかしい……）。漢字ドリルの例文すべてに「う

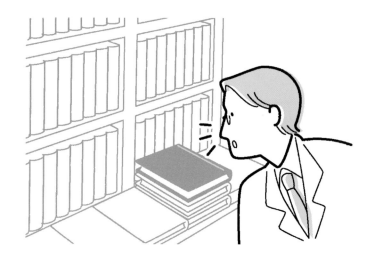

　んこ」が使われているという、いまや日本一楽しい漢字ドリルとして有名なドリルです。

　皆さんもせっかく本を書こうとしているのであれば、一人でも多くの人に読んでもらいたいと考えるはず。でも、本は手に取ってもらえないと読んでもらえないのです。手に取ってもらうためには「目を引くタイトル」が必要なのです。

　どんなタイトルがベストセラーになるのでしょうか。これがわかれば苦労はいらないですし、実際に売り出してみないとわからないとは思います。しかし、ベストセラーになっている本のタイトルにはいくつか傾向や法則があります。『本を出したい人の教科書』（講談社）によれば、おもしろいタイトルには「新奇性」と「共感性」が必須で、**いままでの常識を覆すような「新奇性」のあるタイトル**や、**「その経験、自分もあるある！」と思わせる「共感性」のあるタイトル**が必要といいます。自分の本にタイトルを付ける際の参考になると思います。

　以下、まずは私がおもしろそうと思った一般書のタイトルをいくつか紹介

しますが、いずれもどこかで見聞きしたことがあるタイトルではないでしょうか。

・『傷はぜったい消毒するな』（光文社）

・『さおだけ屋はなぜ潰れないのか？』（光文社）

・『食い逃げされてもバイトは雇うな』（光文社）

・『うつヌケ』（角川書店）

　おもしろいタイトルを考えるときには、<u>**「人はどんなタイトルに目を奪われるのか」**</u>を勉強しましょう。一番いい方法は、本屋さんに行くことです。書店で実際に本棚を眺めてみて、ぱっと手に取りたくなるようなタイトルがあればそれをメモする。そのタイトルの中には、目を引いたキーワードがあったり、ある程度の共通項があったりするはずです。きっと皆さんのタイトル作りのよいヒントになるでしょう。

　さて、先ほどのものは一般書のタイトルでした。医学書の場合はどうでしょうか。しっかりとデータを取った訳ではありませんが、医学書（もしくはそれを選ぶ医療者）の場合も「新奇性」「共感性」が大きなウエイトを占めているように思います。

「新奇性」

・『創傷治療の常識非常識―〈消毒とガーゼ〉撲滅宣言』（三輪書店）

　　→消毒とガーゼの撲滅って？

・『もしも心電図が小学校の必修科目だったら』（医学書院）

　　→心電図が小学校の科目？

「共感性」

・『誰も教えてくれなかった風邪の診かた』（医学書院）

　　→たしかに教えてもらっていないぞ。

　前述のタイトル論に加え、医学書の場合は、**「難度」「網羅性」「読者対象」**

が入っているものについても惹かれてくると思います。

「難度」

・『3秒で心電図を読む本』（メディカルサイエンス社）

　→あんなに難しい心電図を3秒で？

・『レジデントのためのやさしイイ胸部画像教室』（日本医事新報社）

　→やさしイイがセンスイイ

・『一気に上級者になるための麻酔科のテクニック』（三輪書店）

　→そんな方法あるの？

　やさしい○○、○○するだけ、必ずうまくいく！○○、確実にできる○○などと書いてある本は、初学者や一歩先を目指す医師の手に取られやすいです。「難度」は、「難しいと思われているものがより簡単にできる・わかる」タイプのタイトルの本の人気が高いようです。

「網羅性」

・『これ一冊で小外科、完全攻略 持っててよかった！』（日本医事新報社）

　→これ一冊でいいんだ！

・『心電図の読み方パーフェクトマニュアル』（羊土社）

　→これさえわかればパーフェクトだ。

　○○ガイドライン、○○マニュアル、完全○○など。ただし「網羅性」のあるタイトルは安心はできますが、タイトルが堅いものだと目新しさがないことがあり、その場合は中身で勝負する必要があると思います。

「読者対象」

　そのほか、対象を絞っているものは、読者に自分に向けられた本と感じさせる効果があります。○○のための、ジェネラリストのための、レジデントのための、ナースのためのなど。「みんなの」などという、ちょっとずるいタイトルのものもあります。

皆さんも実際に医学書店に足を運んだり、自分の病院の医局や図書室の本棚を見たりしてみましょう。医学書の中にも興味を引くタイトルはたくさんあります。医学書と一口にいっても、やや堅苦しい教科書的なものから寝っ転がりながら読める参考書・読み物的なものまでさまざまです。本の性格とタイトルがあまり乖離しすぎないように気をつけながら、まずは楽しんでタイトルをつけてみてはどうでしょうか。

　ただしタイトルを一生懸命考えたとしても、そのタイトルがそのまま採用されるとは限りません。企画段階でのタイトル作りは「ベストセラーのため」というよりは、「企画会議での編集者の目を引くため」と心得ましょう。それから仮タイトルになるかもしれませんが、本気で考え抜いたタイトルをつけることで「これから執筆しようとしている原稿の軸をぶれさせないため」などと考えた方がよいでしょう。

サブタイトルとキャッチコピー

サブタイトル

　サブタイトルはつける場合とつけない場合があります。サブタイトルをつける場合は、タイトルと同じことを言っても仕方なく、タイトルだけで伝えられなかったことを補足する目的でつけることになります。前述の『さおだけ屋はなぜ潰れないのか？』（光文社）は、タイトルだけだと何の本だかよくわかりませんが、サブタイトルまで読むと「身近な疑問からはじめる会計学」とあり、「ああ、会計学について書いてある本なのか」とわかります。

　医学書は一般書に比べてサブタイトルがついているものが少ないように感じます。しかし効果的につけると、対象読者を増やすことができます。たとえば「経食道心エコー」と書かれただけのタイトルではそのまま素通りされてしまいそうですが、タイトルに『初心者から研修医のための経食

道心エコー』（真興交易医書出版部）、そしてサブタイトルに「部長も科長もみんな初心者」とついていたら、初学者だけでなく上級医まで手にとりやすくなります。また、「部長も科長もみんな初心者」と表現を崩してあるので、気楽に読めそうな印象があり、やはり購入の敷居が下がると思います。

キャッチコピー

　キャッチコピーはタイトル同様、うまくいくとそれだけで本を手に取ってもらえるようになります。以前私が本屋さんに出かけた時のことです（私よく本屋さんに行くんです）。新書コーナーに『死刑執行人サンソン』（集英社）というタイトルの本が面陳列（表紙が見えるように置くこと）されていました。サブタイトルは見えませんでした。いえ、この表現は正確ではありません。ありのまま起こったことを話しますが、「新書が並んだ本棚の前を通りかかった。面陳列されている本を見たら表紙に荒木飛呂彦さんの書いたキャラクターがいた。タイトルを見たら死刑執行人サンソンと書かれていて、気がついたらいつのまにか本を手に取っていた」のです。何を言っているのかわからないかもしれませんが、これが正しい表現です（わかる人にはわかるはず）。荒木飛呂彦さんと言ったら、言わずと知れた『ジョジョの奇妙な冒険』（集英社）の作者です。「ジョジョ好き」の私は、帯に書かれた荒木飛呂彦さんのイラストというキャッチコピーに見事につかまり、文字通りキャッチされてしまったのです。申し訳ないことに、「死刑執行人」には興味はなかったのですが、このようにキャッチコピーには本当にそれだけで本を手に取ってもらえる効果があるのです。

　『本を出したい人の教科書』には、タイトルが0.3秒、サブタイトルが3秒、キャッチコピーは30秒でわかることを書くように述べられており、参考になります。**「サブタイトルは補足説明」「キャッチコピーは帯」**と押さえておくとよいでしょう。サブタイトルもキャッチコピーも、タイトル同様、

勉強すると奥が深いのですが、ここではこのあたりにしておきます。いずれも企画書のとおりに決まることはありませんので、考えすぎて肝心の企画書作成や原稿執筆が止まらないようご注意を。

自分はこんな人！
著者名・著者プロフィール・監修者

著者名

　ここには自分の名前を書きます。ふりがなも忘れずに書きましょう。ペンネームを使うこともありますが、医学書の場合は無理にペンネームを使う必要はないでしょう。ここは記載するだけ。特に問題ないはずです。問題はプロフィールです。

著者プロフィール

　本項のプロフィールと次項の企画意図は、出版企画書の中でも双璧をなす重要なところです。プロフィールは、出版企画書の中でも最初に読まれることが多いです。そして、**出版企画書で一番見られるのは著者プロフィールともいいます。**つまり、ここでのつかみがうまくいかないとあなたの企画は「もうそこまで」ということになり得るのです。

　無名の著者にとってはプロフィールが命です。この著者から学べることがあるか、プロフィールで峻烈に判断されます。

　まだ無名の段階では、ただ経歴を並べただけの履歴書プロフィールでは何の差別化にもなりません。単調なものではなく、魅力的な、引き込むプロフィールを用意して、**「ぜひこの人の書いた本を読みたい」**と思わせましょう。

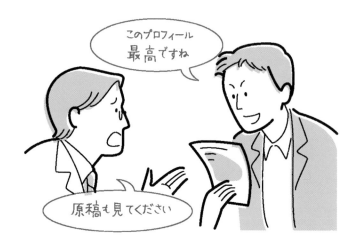

　プロフィール作りが重要であるということは、「能動的出版アプローチ」
と「受動的出版アプローチ」のどちらにも当てはまります。「能動的出版
アプローチ」ではプロフィールを作って積極的に自分をアピールしなけれ
ばいけませんし、「受動的出版アプローチ」ではそもそも人を引きつける
プロフィールがなければ声をかけてもらえません。編集者は「ただの職務
経歴書のような濃淡のないプロフィール」を見て、「お。この人に本を書
いてもらいたい」と思うでしょうか？ 答えは言うまでもありません。

　中には「たいした経歴のない自分にはそんないいプロフィールは書けな
い」とお考えの方もいるかもしれません。しかし、実績がなくても信頼さ
れるプロフィール作りはできると言われていますので、まだ業績や資格が
ないからといって諦めることはありません。このあたりは後で詳しく触れ
させていただきます。

　よいプロフィールを作っておくと、今後、三重の意味で役に立ちます。
1点目は「出版前の出版企画書のプロフィール」、2点目は「出版時の著者
プロフィール」、3点目は「出版後のセルフブランドのためのプロフィール」、

表	自己紹介文	プロフィール
書き方	主観的	客観的
時制	過去形	現在形
語調	ですます調（敬体）	である調（常体）

表 自己紹介文とプロフィールのちがい

です。「一粒で二度どころか三度もおいしい」のがプロフィール作りです。ぜひ魅力的なプロフィールを作っていきましょう。

　ベタですが、まずプロフィールとは何か？　というところから入ります。一般に、人物紹介や経歴を指すと思います。しかしプロフィールと自己紹介文は違います。『プロフィール作成術』（さむらいコピーライティング）という電子書籍では、第1章の最初がこの事実から始まっています。

　自己紹介文は「主観的」に書かれたもので主に「過去形」で記載されたものを、プロフィールは「客観的」に書かれたもので主に「現在形」で記載されたものをいいます。また、プロフィールは「ですます調」ではなく「である調」で書くのが一般的です（上表）。

　プロフィールには次の内容を盛り込みます。

◯名前・現在の自分の仕事・肩書き

◯基本情報

◯過去：バックボーン

◯現在：USP（強み、売り）

◯未来：ビジョン

◯プライベート・人柄

◯実績（箇条書き）

前述の『プロフィール作成術』はプロフィール作りについてまとめている良書です。私も自分自身のプロフィール作りの際に参考にさせてもらいました。ぜひご一読をおすすめします。効果的なプロフィール作りはほかにもセルフブランディングマーケティングやUSP関連の本にも詳しく書かれています。

さて、いいプロフィールにするためには次の3つの要素を必ず入れましょう。**「USP」「バックボーン」「ビジョン」の3つです。**

USP

1点目のUSPは"Unique Selling Proposition"の略で、もともとはマーケティング用語。アメリカの広告業の巨匠といわれるロッサー・リーブスによって提唱された概念です。Uniqueは「独自の」、Sellingは「販売」、Propositionは「（消費者に対する）提案」の意味で、「独自の強みや売り」「専売特許」のことです。本書では「（自分の）売りや強み」と読み替えるとわかりやすいと思います。プロフィールにUSPがないと、ただの履歴書になってしまいます。

USPが紹介されるときによく例に出されるのが、とある宅配ピザチェーンA社です。当時A社は「30分以内にアツアツのピザをお届けします。届かなかったらお代はいただきません」というUSPを打ち出し、一躍有名になりました。独自の売り（この場合はサービス）を作ることで、数あるほかの宅配ピザと差別化し、頭ひとつ分、抜きに出たのです。

自分のUSPを発見してほかと差別化を図ることは、プロフィール作りだけでなく自分に書ける本のネタ探しにもなります。USPの見つけ方については第8章でも取り上げています。

バックボーン

いいプロフィールにするための2点目は、USPの根拠になるバックボーンを盛り込むことです。プロフィールでどんなにUSPを述べても、それ

を裏付けるものがなければ信頼されません。USPは、それを支える実績や資格があるからこそ際立つのです。たとえば「自分の強みは救命救急です」と言っても、専門医の資格がなかったり、救命した実績がひとつもなかったりすれば、誰も信用してくれません。過去にこれまで自分がしてきたことを拠り所にできるように、日々の積み重ねを大切にしましょう。

ビジョン

　3点目の要素は「ビジョン」です。「USP」は「現在」の売り、「バックボーン」は「過去」の実績、そして「ビジョン」は「未来」の目標を述べたものとも言えます。現在の自分が今後どういうビジョンを持って未来に取り組んでいくのかを、ここで1〜2行だけ入れるとプロフィールが光ります。

　ビジョンと言っても幅広いと思いますが、ここではUSPやバックボーンと関連性を持たせる一言を入れましょう。医学書のプロフィールを書いていたのに、突然なんの脈絡もなくビジョンで、「世界平和を目指している」などと言わないようにしましょう。無関係のことを入れるのであれば、人柄、プライベートの欄などに最後に別で入れるようにしましょう。

　プロフィールに経歴や資格をひたすら箇条書きにする人がいます。たしかに経歴や経験を思いつくだけ書き連ねて、読者との間にひとつでも多くの共通点を作り、距離を近づけるという方法はあります。また、項目数が少ないよりは多い方が見栄えがしますし、ひとつひとつの経歴や資格は自分自身にとって人生の苦労の証ですので、すべて載せたいという気持ちもわからなくもありません。しかし、あらゆる背景をすべて載せてしまうと、芯がぼやけてしまいます。漠然と書きたいことを並べ、なんとなく自分をアピールしようとしているだけでは、目的のないあいまいなプロフィールになってしまうのです。プロフィールに載せる項目は、あくまで今の企画につながることをシンプルに伝えるに留めます。

プロフィールに経歴、過去のできごとを入れるときには特に次のふたつを意識しましょう。ひとつは、<u>**過去のエピソードはストーリーを語るように書く**</u>、ということです。経歴をただ記載するだけでは何の味気もなく、それは履歴書です。企画と関連のあるエピソードをストーリーにすることで感情移入してもらいやすくなり、自分の強みの根拠を示すことができます。現在の仕事に至った背景や、現在の企画を出した経緯をうまくストーリーとして語れるようにしましょう。ただし、ここでもシンプルに書くようにするのは忘れずに。

　もうひとつは<u>**成功体験だけを書きすぎないようにする**</u>ということです。きらびやかな経歴だけのプロフィールは、見方によってはただの自慢話になってしまいます。ストーリーを語るように書く、と言いましたが、自慢話に終始するとかえって反感を買います。自画自賛のしすぎは禁物です。

　また、人が惹かれるのは、「人生で一度は失敗をし、それを乗り越えた人」と言われています。やや高等テクニックですが、それを利用して、プロフィールの途中で挫折や失敗のエピソードを入れると読者から好感を持たれます。挫折や失敗だけのプロフィールではもちろんダメで、一度の挫折を経験し、その困難からはい上がったという、「上がって、下がって、最後に上がった」という「N字」を描くようなエピソードが読者の共感を呼びます。『本を出したい人の教科書』では、これをヒーローズマーケティングと呼んでいます。ちょっとしたマイナス、つまり逆境を経験している人はそれをプラスに転じることができる場合があるのです。マンガの世界でも「元不良や落ちこぼれが、とある先生との出会いをきっかけに更生していく」というテーマはよくあります。『ROOKIES』(集英社) や『ドラゴン桜』(講談社)、『はじめの一歩』(講談社) の「千堂武士」、『め組の大吾』(小学館) の「朝比奈大吾」など枚挙にいとまがありません。自分にマイナスの経験があれば、その立場から話をすることができますし、有意に活かすことができる

のです。

　ただし、あくまでプロフィールはプロフィール。自己紹介文ではないので、企画や現在の自分とまったく関係のないエピソードを入れることは避け、繰り返しますがシンプルにすることを心がけましょう。

　そして最後にプロフィールが読者目線になっているかを確認しておきましょう。

　さて、USPやバックボーンを書こうにも、中には「自分にはそんなものは何もない。立派な経歴も、書くに値する資格もない」と思っている方もいらっしゃるかもしれません。しかし、実績がなくてもいいプロフィールは書けると言われているので心配はいりません。

　実績がない場合はどのように信頼してもらったらいいでしょうか。実績がない場合は、現在の仕事に至った経緯について、ストーリーを語るように記載するという方法が「一応」あります。これまでの自分の背景をうまく語ることで自分の信頼性を増すのです。

　たとえば、まだ経験年数の浅い看護師の場合、特別な資格があるわけでも豊富な経験があるわけでもないでしょう。

　しかし、たとえば「小さい頃に身近な家族が病気と闘ってきた経験があって辛かった」という体験を述べたり、「以前とある看護師からかけられた温かい言葉によってとても救われた体験をきっかけに自分も看護の勉強をしてきた」という体験などをプロフィールに載せたりしてストーリーを語るのです。また、執刀経験の少ない外科医であれば、「長い間手術をさせてもらえずに下積みをずっとしてきた中で、手術をさせてもらうためにしてきた努力」や、「1例目の手術にかけた意気込み」など、自分の経験を語ったりするのです。ただしこのストーリーを語る手法は、自己啓発書やビジネス書の企画書を出すときには有効な方法ですが、医学書の場合は実績や

資格がまったくないと信頼してもらいにくいという面もたしかにあります。そのため最初に「一応」という表現をしました。

　医療者で出版を目指している方の場合、実績がまったくないということはないと思います。しかし、もし書ける実績が少ない場合、「ない実績は作ってしまう」のもひとつの方法で、まずは資格取得を目指してしまった方が近道です。医師の場合、たとえば専門医などの資格は「最低限ここまではできる」という証明になると思いますので、一般的には信頼性が上がります。もちろん、専門医資格がなくても専門医以上の実力がある方は多くいらっしゃいます。自分もそのような方を多く見てきました。また他の職種でも、資格はないけど患者さんの話をとてもよく聴いて、資格を持っている職種以上に「患者さん目線」でいてくれるスタッフも多く知っています。**しかし、はじめて会う人にアピールするためには、客観的な資格が受け入れられやすいのも事実です。**専門資格や認定資格のように、取得に時間がかかるもののほかに、講習やコースのような短期で取得できる資格もあります。上記のストーリー法と短期で取得した資格を組み合わせてプロフィールを作ってみてはいかがでしょうか。

監修者

　執筆依頼があった場合は別ですが、「能動的出版アプローチ」では企画書送付の段階で、監修者が最初からついてくれることはあまりないかもしれません。しかし医学書の場合、監修者は自分を支えてくれる強力なバックボーンになります。その分野での第一人者や地位のある人であればなおさらです。もし監修者がいるのであれば、併記しておきます。

本は自分が書きたいことを書くのではない？
本書の内容・企画意図・企画の背景

本書の内容

　どんな本になるのか、本の内容をここに書きます。この部分は総論的なことにとどめ、数行で簡潔にまとめましょう。各論的な細かい部分はサンプル目次とサンプル原稿でアピールできるので大丈夫です。

企画意図

　出版企画書でプロフィールと同じくらい大切なところ。それがこの企画意図です。前章で、出版企画書の作成自体が「能動的出版アプローチ」のキモであると述べました。**つまり企画意図は、キモの中のキモ、ということになります。**

　企画意図とは、「どうしてあなたがその本を書きたいのか」ということです。しかし『本を出したい人の教科書』の吉田浩さんは、「企画意図に作家の意図を書いてはいけない」と言います。企画意図に「自分が本を書きたい理由」を書いても、それは三流の企画意図であると。これはどういうことでしょうか。

　企画意図は、「自分はこういう気持ちで本を書きたい！」というひとりよがりの理由になりがちです。しかし、編集者や読者が求めているのは「自己中心的な企画意図」ではありません。この本を出すことで**「なにが読者の役に立つのか」「なにが解決できるのか」「なぜこの本が読んでもらえるのか（売れるのか）」**をアピールするのが一流の企画意図なのです。そんな観点から自分の企画を見つめたことがありますか？

企画の背景

　企画の背景は、時代背景の説明です。時代がその企画を求めていれば、その企画は成功しますし、時代遅れでは興味を持ってもらえません。あなたの企画が「今」という時代をとらえているか。なぜ「今」その企画が読者に必要なのか。それを熱く語りましょう。

　企画についてまとめると、「相手が読みたくなる内容をわかりやすく書く」。これがキモとなります。

「ピ○チュウ！ キミにきめた！」
読者ターゲット

読者ターゲット

　その本を誰に読んでもらいたいのか。読者ターゲット（対象読者：メインターゲットとサブターゲット）を明らかにしましょう。読者ターゲットを示すことで、その企画に需要があることをアピールするのです。

　読者ターゲットは意識されていないことがしばしばあります。しかし、これはすごく重要な概念です。まったく同じことを扱っている本でも、読者ターゲットに合わせて話の掘り下げ方や文体を大きく変えなければなりません。ターゲットとなる読者がどのグループの人たちかを明確に書き進めていかないと、あいまいなままで誰にも手にとってもらえなくなる可能性があるのです。もちろん「全員」に読まれた方がよいのかもしれません。**しかし欲張ると誰にも読んでもらえない危険性もあります。**

　たとえば、「心電図」をテーマにした本を取り上げてみましょう。心電

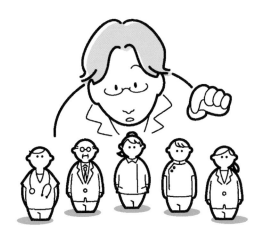

図の本と言ってもさまざまです。読者ターゲットが初学者や学生であるなら「心電図はこういうもので、最初に出る波はP波と言い、心房の脱分極を表し…。次に見える波の名前はQRS波といい…」という感じで基礎の基礎から書くことになるでしょう。では、不整脈を専門にしている循環器内科医を対象にした場合はどうでしょうか。基礎部分を書いても悪くないですが、あまりに基本事項だとそこは間違いなくとばし読みされてしまいます。不整脈専門医にとっては、より専門的な記述が必要になります。しかし、これまた不整脈専門医でない医師を対象にしている本に「WPW症候群の中隔副伝導路ではV_1の初期電位は右室に向かう前方への興奮と中隔から左室に向かう興奮が同時に起こり、心筋量の大きな後者の電位が反映されV_1ではQS、qRとなり…」などと延々と説明されても、ちんぷんかんぷんこの上なしです。

　同じ医者向けの本でも、研修医向けであれば日常よく遭遇し得る心電図を網羅的に取り上げることになるでしょうし、救急医向けであれば薬物中毒（ジギタリス中毒、三環系抗うつ薬中毒など）の心電図まで詳しく盛り

込まないといけないかもしれません。

　一方、看護師向けであれば、また話は変わります。看護師は業務上、「心電図読解から治療まで」というよりは、その前段階の「心電図記録から心電図読解まで」の方が日常業務に沿った実践的な内容といえます。そのため内容も「電極の付ける場所や順番」とか、「すぐにドクターコールをしなければならない危険な不整脈に関する知識」などに重点をおかなければなりません。装丁も、分厚い本よりはベッドサイドでも気軽にぱっと参照できるようなポケットタイプの方が実践的で好まれるでしょう。

　このように、一口に「心電図の本」といっても、読者ターゲットによって求められている内容は大きく変わります。**読者ターゲットを明確にしないと軸がぶれ、中途半端な本になってしまいます。**「浅いが広く」を対象とするのか、「狭いが深く」を対象とするのか、ぜひ自分の本の読者を想定して、イメージしながら執筆を始めてみてください。

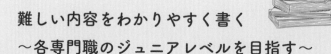

難しい内容をわかりやすく書く
〜各専門職のジュニアレベルを目指す〜

　ここでちょっとアドバイスを。「自分の書きたい話のネタが必ずしもやさしいとは限らない。複雑な内容を伝えたいが、そのままだと理解が難しいので、わかりやすく伝えなければならない」。さてこういう場合、文章をどれくらい噛み砕けばよいのでしょうか。

　一般読者を広く対象とする一般書を書くときには、「目線を少し下げて書くとよい」と言われています［『実践的ライター入門』（PHP研究所）］。たとえば偉人の伝記を書く場合、同じ内容を書くにして

も「一般向け」「ジュニア向け」「幼児向け」のどのレベルで書くか悩んだら、「ジュニアレベル」で書くのが一番わかりやすくなります。そのためには、「中学生くらいになった自分の子ども」に読ませるように、または「義務教育を修了した多少熱心な専業主婦」にわかるように書くとよいとされ、そうすると自然に「ジュニアレベル」になるといいます。ジュニアレベルの本って、簡単すぎず、難しすぎず、それでいて興味を引く書き方がされていますよね。幼稚に書くのではなく、しかし相手に伝わるように書くレベルを示した、とてもよいレベル設定だと思います。

　医学書の場合はどうでしょうか。医学書の対象は専門家集団。ジュニア向けのレベルにするのは、やや文章レベルを下げすぎだと思います。対象読者の皆さんは大学や専門学校を卒業したり、国家試験に合格したりするだけの力は持っているわけで、対象読者にある程度の知識があることが前提になっているからです（自分はあやしいなあなどと思わなくて大丈夫です）。そのため医学書の場合は、「各専門職のジュニアレベル」を意識してはどうでしょうか。つまり、医者向けの本であれば「初期研修医レベル」を（それもできすぎず、できなすぎない研修医）、深い部分まで突っ込んだ専門書であれば「その分野の後期研修医1〜2年目レベル」を、看護師であれば「入職後または職場転換後1〜2年目レベル」を、といった具合です。

　心電図の例で書いたように、書く内容は対象読者によって変えるべきではありますが、それが伝わらなければただの難解な本になってしまいます。わかりやすさのレベルは少し下げ、「各専門職のジュニアレベル」に読んでもらうことを目安にすることを提案します。

あなたのテーマはすでに二番煎じ？
類書・類書との差別化・類書がある本は書いてはいけないのか？

類書

　突然ですが、あなたの考えている企画をこっぱみじんに破壊してしまうかもしれない爆弾質問をしてもいいですか？**「あなたが書こうとしているその企画、もしかして、もうすでに出版されているということはないですか？」**。もしすでに類書が出版されている場合、まったく同じ内容の本を出すわけにはいきません。そのままではただの二番煎じです。書こうとしている本がまったく新奇のネタで、類書が一冊も出版されていなければもちろん問題ありません。しかし、情報があふれているこのご時世では、類書が一冊もない分野はそうあるものではありません。あなたは類書を意識していますか？

　それでは、類書があったら出版への道は閉ざされてしまうのでしょうか。もちろんそんなことはありません。完全に新しい内容の本は難しくても、どこか1カ所でもオリジナリティを持った企画であれば出版できる可能性があります。類書との差別化を図ればよいのです。そう考えれば出版への敷居も下がると思いませんか。

　企画書には「類書」と「類書との差別化」を載せましょう。**世の中にあふれている本と自分の企画がどのように違うのか。どこが自分の企画の「売り」なのか。エッジが効いているところはどこなのか。**ここを明確にしておくことで、自分の企画の強さを出版社にアピールすることができます。

類書との差別化

　それではどのように類書と差別化を図ればよいのでしょうか。もしテーマが完全に新奇でなくても、そこに著者ならではの体験を加えれば、それだけでオリジナルになります。医療従事者である皆さんは、日頃から人を対象としている職業のため、さまざまな人間ドラマを経験している方が多いはずです。同じ疾患であっても患者さんによって差異を感じることも多いのではないでしょうか。あなたならではのちょっとしたエピソードが加われば、書かれた知識を自分の経験で裏打ちすることができ、説得力が増します。ただし個人的な体験を書くときには、くれぐれも個人情報に注意してください。匿名にしていても、それだけではわかる人にはわかってしまうことはよくあります。第三者にも迷惑がかからないよう、配慮をしましょう。

　ほかにも対象読者を変えるだけでオリジナリティが生まれます。たとえば本書は「出版をするための本」ですが、同様の本は「ビジネス書領域」で何冊か先行して出版されています。それで本企画がなぜ出版につながったかというと、本書は「医療系の読者」を対象にしているところにオリジナリティがあったのです。

　また、著者がその分野の権威であれば、それ自体がオリジナリティになると思います。高い専門性のある視点から意見を述べることができるからです。しかし繰り返しますが、そのようなすでに高名な方は本書の主な対象読者ではないと思うので、この部分は省略します（それでも読んでくださっている方は本当にありがとうございます）。

類書がある本は書いてはいけないのか？

　類書が見つかったらどのようにしたらよいでしょう。自分が考えた企画

がすでに先行出版されていてがっかり、といったところでしょうか。**実は、類書はあった方がよいのです。**少なくとも私はそう思います。

　類書があると何がよいのか。類書の利点は、次のとおりです。

1. **自分の企画に磨きをかけられる。**
2. **完成本のイメージができる。**
3. **市場があることの証明になる。**

　1点目は自分の企画に磨きをかけられること。類書はよくも悪くも「類書」。似ている本ということです。類書を知ることで、類書との差別化を自分の企画に取り入れることができます。また、優れた類書であれば、その本を手本にすることができます。ただし、真似をするという意味ではありません（ルールを守った引用は可ですが、完全な真似は盗用です。著作権や版権の侵害になりかねません）。**優れた類書に目を通し、自分なりのアイディアを出していくことができます。**自分独自の内容をどのように組み込むか、参考にすることができるのです。

　2点目は完成本のイメージができるということ。**完成された本が手元にあると、全体像を把握することができます。**本文の内容だけでなく、目次や構成、章立ての仕方などを参考にすることができます。本の大きさやページ数、体裁、本全体から受ける印象もあなたの企画の参考になります。

　3点目は、**類書があるということは、市場があることの証明になるということです。**もし類書が本当に一冊もなかったら。たしかにそれはあなたの企画が前代未聞のすばらしい企画であるからかもしれません。しかし類書がないということはその反対に、あなたの企画の生きる市場がないということ、つまり市場として展開される見込みがない分野で、避けられている分野である可能性もあります。専門性が高すぎたり、ニッチすぎる（隙間産業的な）分野のため、対象読者が少なく逆に手に取ってもらえない可

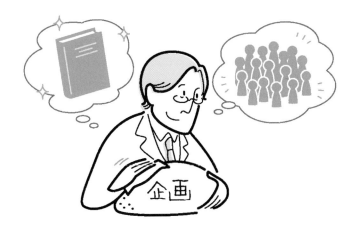

能性があるかもしれないということです。

　以上のことから、類書はできるだけ見つけた方がよいと思います。そして手元に置いておくべきです。

　まずは類書を3冊読んでみましょう。3冊読めば、だいたいその分野のことは把握することができますし、自分の企画のイメージを具現化することができます。ただし読むのは3冊程度まで。それ以上読むことはお勧めしません。類書はあくまで類書なので、読めば読むほど目新しさを発見する可能性は少なくなります。また読むときには熟読はせず、さらっと目を通すくらいにしておいた方がいいでしょう。**あまり同系列の本を読みすぎてしまうと、それらの本の考えに自分の考えが縛られてしまい、自分の企画のオリジナリティが損なわれる可能性があるためです。**気に入った類書があると、自分の書く原稿がその本にだんだん似通っていってしまうので気をつけましょう。

　また、類書は類書でも、違うテーマの本を持っておくという方法もあります。話の展開の仕方や構成が気に入った本を手元に置いておくのです。

どういうことかというと、話のテーマは違っても、文体、章立ての仕方、対話（ダイアログ）形式、箇条書きでまとめてある本など、テーマ以外のところが自分の企画の参考になることがあるのです。

類書を手元に置き、すぐに見られるようにしておきましょう。

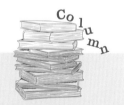

類書がない本は書いてはいけないのか？

先ほど、類書はあった方がいいと述べました。類書がないということは市場がないことの証明であるかもしれないとも述べました。市場がないとは売れないということです。売れない本は罪であるという人もいます。それでは類書がないテーマの本は書いてはいけないのでしょうか。

医学書の場合は、市場が小さい本でも書かれなければいけないことがあります。それは稀少疾患を扱うような本です。稀少疾患はその名のとおり稀なので、その疾患を扱う医療者自体が少ないことが多いです。そうするとその疾患に関する本の対象読者は、その疾患と関わる医療者とその患者、家族くらいに限られてしまうので、その本は広くは読まれません。しかし、全国には必ずそれを必要としている人たちもいて、こういう本が出版されないわけにはいきません。『本を出したい人の教科書』ではこういう本のことを使命本と呼んでいて、「出版する意義がある本」とされています。もしこのような稀少疾患を扱うような本の原稿を温めている方がいれば、出版で成功を収めるのは難しいかもしれませんが、ぜひ企画を大切にしていただければと思います。

完成された本をイメージしてみよう
本の体裁

本の体裁

　ここでいう体裁は、本の体裁のこと。サイズ、ページ数、タテ書きかヨコ書きか、右開きか左開きか、単色かカラーか、価格設定などなどです。あなたの企画の具体的な完成図とお考えください。あなたは自分の企画について、どのような完成図をイメージしていますか？ 具体的にイメージすることで、原稿執筆時に筆も進みます。

　ページ数は、本の大きさ、余白や文字密度、挿入する図表やイラストによって異なります。なかなかイメージしにくいので、ここでは予定の文字数を書くにとどめます。原稿用紙1枚は400字です。本の内容にもよりますが、本1冊であれば、10万字前後が目安になると思います。今のワープロ・エディタソフトには文字カウント機能がついているものが多いので、参考にしましょう。

　単色か、2色刷か、カラーかなども要望があれば書いておきましょう。カラー写真やカラーの図表を要する場合は注意しましょう。カラーにしてもそこまで価格が上がるということはないようですが、写真をきれいに見せるために特殊な用紙を使うときなどには前もって相談が必要です。

　ただし自費出版とは異なり、商業出版ではこれらすべてを著者が決めることはなく、編集者が中心となって出版社内の会議で決まります。そのため、この部分は希望があれば申し出るくらいの位置づけになると思います。「自分で決められないの？」と思われるかもしれませんが、心配はいりません。**ほとんどの場合、より多くの本の出版に関わっている編集者や出版**

社のスタッフの方が、皆さんよりも判断に長けています。何しろ出版のプロですから、心配せずとも完成度の高い、魅力的な体裁にしてくれるはずです。出版に関しては、私たちは素人です。ここは私たちがあまりぐいぐいと口を挟むところではないと思います。基本はおまかせにして、もしどうしてもこういう本にしたいという要望があれば、後述の「企画書の要望」欄に記載し、打ち合わせの時などに一応の希望を伝えるくらいにとどめておきましょう。

サザエさんの伊佐坂先生にならないために
原稿完成の予定

原稿完成の予定

　原稿完成の予定とは、つまり締切の目安のことです。前述のとおり、原稿を書き上げることができるかどうかは出版社にとって大きな問題です。原稿は完成するのか？（しないと困るのですが）するとしたら「いつ頃まで」という予定を伝えておきましょう。企画採用後、3カ月から6カ月程度が目安となります。1年以上かかるようですと、その出版は不利になると言われています。「サザエさんの伊佐坂先生」はいつも締切に追われているイメージですよね？　締切を過ぎてしまい、原稿を受け取りにくる編集者をいかにかわすか。そういうエピソードがたくさんあります。**でも皆さんが伊佐坂先生と同じことをしたら、間違いなく次から執筆依頼は来なくなってしまいます。**締切は守りましょう。

　原稿完成の予定はもちろん早ければ早い方がよいわけですが、無理をして出版社を困らせるのは禁物です。できない予定を伝えるのではなく、現

実的な落としどころを見つけるようにしましょう。実際の締切は企画が通ってから決まりますので、ここではあくまで目安を書くことになります。数カ月先まで予定をみて、仕事が忙しくなる時期と重ならないか、重なるのであればその時期を避けるなど、出版以外の予定も考慮した完成時期の目安を書くようにしましょう。「企画採用後から約○カ月」などと書くことをお勧めします。

　締切については第5章で、締切を守るコツについては第10章でも説明していますので、ご参照ください。

その他いろいろ
企画書の要望・有利な条件

企画書の要望

　出版にあたり、もしほかに要望があればここに記載します。たとえば、イラスト、図表、写真などの指定があればここで明記します。イラスト・図表は自分で描くこともあれば、自分で描いたものを出版社に描き直してもらうこともあります。

　イラスト・図表類には著作権が生じます。もし自分の知り合いのイラストレーターに依頼をするような場合は、あらかじめ出版社と打合せをしておかなければなりません。特別な場合を除き、こちらから誰かを指名することはせず、まずは出版社と相談することをお勧めします。写真も同様で、人が撮った写真を無許可で使って著作権を侵害しないか、または被写体がいわゆる肖像権に抵触しないか、お気をつけください。

有利な条件

　あなたの本を商業出版するにあたり、出版社に有利となる条件を書きます。当然のことながら、売れない企画、出版社にメリットがない出版は断られてしまいます。「できるだけ多くの人に読んでもらいたい」「たくさんの人に購入してもらいたい」と思うのは、著者も出版社も同じでしょう。一緒になって本を売るために、著者としてどんな努力ができるかをここで列記します。

　たとえば、著者がブログをしていて、かつそれが人気ブログで数千人規模の人に読んでもらえているような場合、自分のブログで著書を紹介することで数多くの人に宣伝する効果が生まれます。また、定期的にセミナーを開催したり、メーリングリストを発信したりしている著者はそこでも宣伝できます。仮にそこで直接購入をしてもらえなくても、口コミから広がる可能性もあるわけです。メディアとコネがあるような人は、そこで取り上げてもらえるのであれば、それは相当有利な条件になるでしょう。

　自分とつながりのあるネットワークを用いて宣伝をしたり、有名人から推薦文をもらったり、有名人のブログで取り上げてもらったり、周囲の方の協力を得る方法もあります。ほかには出版記念パーティーの開催、著者自身による大量購入なども挙げられます。どんなによい本を書いても、読んでもらえなければ意味がありません。**出版後は出版社まかせではいけません。**何しろ自分はまだ無名なのです。著者自身、出版後も努力しなければならないと思います。これを機会に自分自身でできることを考えてみましょう。

出版企画書のまとめ

　以上、出版企画書の各項目について順に述べてきました。いかがでしたか？ ここでもう一度チェックしておきましょう。

　繰り返しますが、**「出版企画書」は「能動的出版アプローチ」で一番大切なところです。**例えると、臨床研究でいう「研究デザイン」に、マンガ執筆でいう「ネーム」にあたる、自分のすばらしい企画を他者に示す「道しるべ」になります。ここが完成しないと「能動的出版アプローチ」はうまくいきません。逆に言えば、**すぐれた「出版企画書」が書けたのであれば、それを基にして出版社へ積極的にアプローチしていくことができます。**

　書きやすい項目、書きにくい項目、いろいろあったと思います。まずはテンプレートを作りましょう。そして「著者に関すること」、著者名や経歴など、事実を淡々と述べていくような書きやすい項目から手を動かしていきましょう。最初から完成させる必要はありませんので、書いては手直しを加える作業を繰り返していきます。特に企画意図やタイトル作りなど「本そのものに関すること」は数日といわず、数週間かけるつもりでじっくりと仕上げていきましょう。いかに編集者や読者の目を引きつけるか、ここが勝負どころです。

第4章

企画書の送付・
ボツ・快諾まで

どの出版社にお願いする？
自分の体験談・複数の却下から快諾まで

　ここからは私の実体験を元にしたお話をさせていただきます。

　私が本を出版してから最も多く受けた質問、「三大質問」は、**「どうやってきっかけを得たの？」「本の完成までどれくらいかかるの？」「印税でガッポガッポですか？」**でした。本章ではこのうちの前2者についてお答えできると思います。

最初の企画書送付

　とある初冬のことでした。当時、出版を思い立ち、いかに商業出版の機会を手に入れればよいかを学んでから数カ月がたちました。次の問題は「どの出版社にお願いするか？」でした。出版社は大きなところからそうでないところまで、1,000社以上存在します。今回自分が書きたいのは医学書です。当然ですが、自分のこの企画を、絵本で有名な「フレーベル館」や「福音館書店」に送るわけにはいきません。医学書を扱っている出版社について調べてみると、ざっと100以上ありました。また、中には企画の持ち込みを受け付けていない出版社もあります。

　まずは自分の本棚と医局の本棚を眺めてみました。次に病院の図書館と近くの医学書書店にも行ってみました。「本棚めぐり」をしたのです。そのうちに、同じ医学書を扱っている出版社でも、出版社ごとにそれぞれ扱っている書籍の種類が違うことがわかりました。「この出版社は研修医向けの本が多い」とか、「この出版社は大型本が多い」とか、「この出版社の本から受け取る感じは柔らかい」など、何となく傾向があることはわかりました。それにしても、それだけで応募する出版社を絞るには数が多すぎま

した。

　この無数の出版社の中から、どの出版社にお願いをすればよいのでしょうか。普通はとても悩むことになるのでしょう。しかし、実は当時、自分の中では最初にお願いする出版社をどこにするかは決まっていました。「本棚めぐり」もその確認作業のひとつでした。

　それはA社でした。A社は（大げさに言うと）自分が学生の時に読んで人生を変えた本、A先生の「○○○」を出版していた出版社でした。また、救急外来、ERで診療していく上で、決して欠かすことのできないあの名著、「□□□」を生み出した出版社でもありました。「○○○」を書いたA先生が数冊目の本を書いていらしたときに、「A社は、自分のような破天荒な治療に関する企画であっても、内容をしっかり評価してくれて本にしてくれた。新しいことが好きで、とても柔軟に対応してくれる出版社だと思う」と絶賛されていました。それを聞いていた自分は、「師匠（A先生のこと。勝手に心の中でそう呼んでいます）がそう言うのであれば、きっと間違いのない出版社だ。実際、面白い本もたくさん出版している。失敗するリスクもあっただろうに、先見の明があるなあ」と感じていました。そして、もし自分が本を出版する機会があればぜひA社から出版したい、とずっと考えていました。「よし、A社に企画書を送ろう」。

　A社に企画書を送ることを決めたものの、まったくコネがないため連絡しあぐねていました。ためしに同社のインターネットサイトを開いてみましたが、企画出版の受付をしているページはなさそうでした。「困ったときのFAQだ」と、「よくあるご質問」のページを見ましたが、「本のご注文について」とか、「パスワードを忘れてしまいました」などがあるだけで、**「本の企画書を送りたいのですが、どうすればよいでしょうか？」**という質問に対する回答はありませんでした。というか、そもそもこんな質問が「よくあるご質問」のはずがありませんでした。

直接電話をしようかと受話器を構えたこともありましたが、どの部署につないでもらえばよいのかもわからず、そもそも自分は病院で勤務医としてしか社会人経験がないので、「日中に突然電話などして先方に失礼ではないのか?」「お忙しいだろうにこんなことを聞いてもよいのだろうか?」、「アポ(約束)を取ろうにも、その連絡先がわからない。つまりアポは取れないのだろうか?」などという考えが頭の中で堂々巡りになってしまい、考えれば考えるだけ急に及び腰になってしまいました。また連絡が取れたとして、「企画書を受け付けているか?」などと「あまりないご質問」を突然聞かれたら先方も困るでしょうし、「そんな前例はありません」などと口頭で答えられたら、こちらもちょっとつらいなと思いました。

　しかしＡ社のインターネットサイトをもう一度よく見てみると、幸いなことにお問い合わせのページがありました。どうやら名前やメールアドレス、問い合わせ内容を入力して送信すると、後で連絡をもらえるシステムのようでした。この形式は使用経験があり、自宅のパソコンのトラブルでメーカーに問い合わせたことがあったので、慣れていました。メールや手紙に準じて文章を入力しました。「救急で培ったノウハウをまとめたものを企画出版したいこと」「企画の持ち込みを受け付けているか」「受け付けている場合、どのような形でお願いすればいいか」を枠に組み込みました。思い立ったが吉日で、問い合わせ内容をその日の午前中に送信しました。「やってやったぞ」という想いと「やってしまった」という想いが混在して、妙なわくわく感がありました。

　しかし、いつ頃に回答があるのかはまったくわかりません。インターネットサイトには、「質問のご回答には数日を要することもあります」などと書いてありました。どうしようかと思っていたら、予想に反して問い合わせをした同日の午後、すぐにメールでお返事をいただきました。

　そこには、企画の持ち込みは受け付けており、会議などで検討していた

だけることなどが書かれていました。また、そのためには出版企画書とサンプル原稿を送付してほしい旨が書かれていました。「計画通り！」と『DEATH NOTE（デスノート）』（集英社）の夜神月のように悪い笑みを浮かべてしまいました。

　書き忘れていましたが、実はこの時点で出版企画書だけでなく、サンプル原稿も数ページは完成させていました。もし出版社から企画書送付OKの返事をいただけたら、そのチャンスを逃さないためです。**間髪入れずに企画書を送れば、すぐに見てもらえるかもしれませんし、こちらの本気度をアピールすることにもなると考えていたのです。**そのため回答をいただいたすぐ後に、出版企画書とサンプル原稿を添付してメールを送りました。この時点ではまだたいしたことはしていなかったのですが、やるべきことはやった感がありました。人事を尽くして天命を待つ思いでした（大げさ）。

　次のメールはその5日後に来ました。ドキドキしてメールを開くと、いくつか簡単な質問が書かれていました。ひとつは本企画を他の出版社に送付したことがあるかどうか、というものでした。実際に初めての送付だったので、正直に「貴社がはじめてです」と回答しました。しかし、なぜ最初にＡ社を選んだかについて、自分の思い入れがとても強い出版社であったことをあわせて答えました。前述した想いを伝えて、ワンプッシュしたわけです。

　もうひとつの質問は、企画書に書いてあった項目に関する質問でした。質問の具体的な内容はあえてここには書きませんが、「有利な条件」に関する鋭い質問でした。簡単に、しかし嘘はつかないように、丁寧にお答えしました。その後、今回の回答の内容を含めて、会議で検討していただけることになったと返信がありました。また数日後にご連絡いただけるということでした。ひとまず安心しました。いきなり断られずに質問をいただけたということは、「企画の内容はそれほど悪くはなかったのかも」と前

向きに考えました。

　3日が経ち、5日が経ちました。前回は5日目でメールが来ましたが、今回はまだ来ません。そして1週間が経ちました。暮れの忙しい時期にメールをした自分がいけなかったのですが、そろそろ返事をいただけないと、下手をすると年を越えてしまうかもしれない。そんなとき、とうとうメールが来ました。

　緊張してメールを開きました。

メールには「残念ながら出版は見送りであること」「企画会議で判断された理由」が丁寧に書かれていました。

　メールは2回読みました。**「残念だったけど、うれしい」**。それがメールをはじめに読んだときの感想でした。結果、企画が見送られてしまったので、それはたしかに残念ではあったのですが、読めば読むほど書いてある理由がすごい。**「こんなに丁寧に検討していただけて、うれしい」**というのが正直な気持ちでした。メールに書かれていた企画の見送りの理由が、もっともな理由だったのです。自分の企画を深く掘り下げたところまで考えていただけたのが文面から伝わりました。もちろん本当のことはわかりませんが、「企画書をちょっと読んで決まった」というよりは「会議などで本当によく検討された」ということを強く感じました。無名の自分なんかの企画を真剣に読んでいただけたのだと思ったら、「落ちて残念だったけど、うれしかった」のでした。**初めての「ボツ」が、こんなにうれしいものだとは思いませんでした。**

次の出版社へ

　思い入れがあったので最初の出版社はA社にしようと思っていましたが、A社の後は、これまで原稿執筆の機会をいただいたことのある出版社に順

にお願いをしようと思っていました。候補は数社ありましたが、2社目は
B社にお願いをしました。というのは、A社からのメールで「救急関連の
企画であればB社には相談しましたか？」とあったからです。A社のおす
すめであればと、数日して落ち着いたところでB社にメールをしました。

　以前、依頼原稿執筆の時にやりとりをさせていただいた編集者のメール
アドレスを知っていたので、メールで直接伺うことにしました。とはいっ
ても約3年ぶりのメールでした。会社のドメイン名が入っていたので、「今
も同じ会社で同じ部署にいらっしゃるのだろうか」など一抹の不安は覚え
ましたが、メールを差し上げるとすぐにお返事がきました。そして企画の
持ち込みは受け付けているということでした。同様の企画書とサンプル原
稿をすぐにメールで添付しました。B社は回答が早く、2日目にはすぐに
返事がきました。こちらもすぐにメールを開封しました。

　メールにさっと目を通しました。「ボツ」であることはすぐにわかりま
した。今回の「ボツ」はそれほどうれしくはありませんでした。企画を見
ていただいた御礼を言い、気持ちを次に切り替えました。

3社目へ

　さて、3社目です。A社に断られた時点で、3社目はC社にしようと思っ
ていました。C社は有名な医学書を多数出版している出版社でした。C社
にしたのは、やはり過去に原稿の執筆の機会をいただいたことがあったこ
と、それからこれは自分の勝手な印象なのですが、医学書の出版社の中で
も「正統派」でよい本を多数出版している印象があったこと、などがその
理由でした。

　前回、前々回と同様、まずは持ち込み企画の受付をしているか、問い合
わせのメールをすることにしました。メールは、原稿執筆の時にお世話に
なった担当者のメールアドレスに送らせていただきました。やはりすぐに

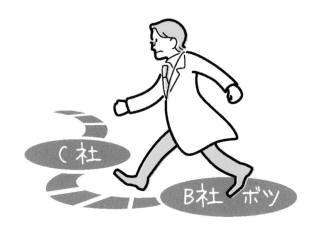

お返事をいただきました。それにしても、どこの出版社の方も返信が非常に早くて驚きました。**「返信が遅いのは医者だけなのかもしれない」と感じました。**やはり出版企画書とサンプル原稿を求められました。3社目ともなるとこちらも慣れたもので、「計画通り！」などとは感じず、淡々と行いました。それだけ「ボツ」に慣れてきているということで、あまりよい流れではないなと思いつつ、メールとファイルを送信しました。

「商業出版」について下調べをした限りでは、**企画書を数社から断られるのは普通なこと**のようで、10社以上送ることは覚悟しなければならないというようなことを読んだのを思い出しました。たとえば商業出版をお手伝いしてくれる出版プロデューサーのような業者にお願いをすると、そこから100社近くの出版社に企画書を一斉送信し、反応があった出版社にお願いをする、というような流れであることも書いてありました。自分の場合はまだ3社目でしたし、「ボツ」を受けても10社くらいはくじけずやろうと決めていたわけですが、それでもすでに「ボツ慣れ」してきた自分がいて、「最後までボツだったらどうしようか…」「何社送った時点で諦め

るか…」「諦めた後は自費出版とか出版プロデューサーにお願いしたりすることを本格的に考えないといけないのだろうか…」、などなど、不安が少しずつ出てきました。4社目はまだ決めておらず、今回断られてしまったら企画の練り直しをした方がいいのか、とにかく送り続けるべきなのか、悩みは尽きませんでした。

　さて、C社から添付ファイルを受け取った旨の確認メールが届きました。メールの最後に、この方が私の住んでいた信州には所縁があることなどが書かれていました。

　メールから「なんだかよさそうな方だなあ」と思いました。しかし人のよさと企画の可否は別ものです。でも何か縁があるような気がする。でも思い過ごしかもしれない。などなどいろいろ考えてしまいました。それにしても、このメールを待つ時間というものはやりようがなく一番落ち着きません。また数日が経過しました。

　そして1週間、2週間、さらには3週間が経過しました。普段は1日1～2回しかメールチェックしないくせに、この期間は、毎日5回以上メールをチェックしていて、自分の気の小ささを悟ってしまいました。

　それにしても、3週間たってもメールが来ません。忘れてしまったのでしょうか。『出版で夢をつかむ方法』（中経出版）という本には、合否の連絡には1～2カ月かかることがあると書かれていたのを思い出しました。なかには突然連絡が取れなくなってしまうこともあるといいます（多くはないと思いますが）。

　大きな出版社だから連絡なしのままの頓挫はないと思いましたが、不安になったのは事実でした。「ボツ」だった過去2回（A社、B社）はいずれも10日目くらいで結果が出ていました。それを考えると、期間が長いということはいい結果が出そうということなのか。それとも企画がいけて

いないので、保留にされているだけなのか。それにしても落ち着かない……。そしてその数日後、ついにメールが来ました。

1人になってメールを開きました。結構長い文面でした。まず、ぱっと全体を眺めると、最初に「お世話になっております」的なことが書いてあるのがわかりました。そして最後に「今後ともよろしく」的なことが書いてあるのもわかりました。そして真ん中くらいに「申し訳ありません」という単語を発見してしまいました……。「くっ。…ダメだったか……。すべて読む前に結果を知ってしまった……ん？」。ほかにもいろいろ目に入ってきました。「弊社より書籍として出版を…」「直接ご相談に伺いたく…」。

　断片的に読んでしまいよくわからなかったので、しっかりと最初から読み直しました。すると「申し訳ありません」の前に、「ご連絡が遅くなりまして」と書いてありました。そしてその下には「…弊社より書籍として出版させていただければと存じます。」と書かれていました。

　「これは、企画が通ったということでよいのだろうか？」メールを3回読み直しました。**「これは、企画が通ったということでいいんだよな？」**メールをさらに3回読み直しました。**「これは、企画が通ったということだ！」**

　最初に一瞬「ボツ」だと思ったので、よくわからなかったのですが、どうやら企画が通ったらしいことがわかりました。**不安が一気に喜びに変わりました。**この日はこれからのことで頭がいっぱいになり、いつになっても眠れない夜になりました。うれしくて興奮して眠れなかったのは、久しぶりのことでした。

　しかし、何しろここまで2社で落とされているのです。本当に企画を受けていただけたのかちょっと心配だったので、1日経ってから返事をすることにしました。文面に「書籍としての出版について前向きにご検討いただきましてありがとうございました」と記しましたが、この裏の意味は、**「本**

当に書籍としての出版でいいんですよね？」「ただ検討しているだけでなく、前向きに検討していただいているという解釈でいいんですよね？」という含みをもたせたつもりで、ちょっとくどいメールを差し上げてしまいました。

　その後お返事をいただき、やはり企画を受けていただけたようでした。さらに2週間ほどしてメールをいただきました。なんと、見本原稿からレイアウト案が完成したので確認をしてほしいという内容でした。「レイアウト案って、そんなにすぐにできるものなの？」と思い、添付ファイルを開きました。

　ただの文章の羅列だった自分のMicrosoft Wordのファイルが、書籍の1ページのようになっているではありませんか。校正などはされておらず、あくまで原稿を流し込んだだけの、見た目の案ということでしたが、その完成度に驚愕しました。出版社、編集者のすごさを思い知らされました。さらに、近いうちに直接お会いして打ち合わせをする約束をいただきました。「本の打ち合わせ」というと、「漫画家がよくファミレスでしているというあれだろうか？」などと、すぐに漫画家を想像してしまうのは自分の悪い癖でした。

　私はこのようにして、最初の企画を一冊の本にしていただける機会を得たのでした。

もし断られ続けてしまったら

　持ち込み企画の場合、数社から断られてしまうことはざらといいます。くじけずに淡々とこなしていくしかないのですが、複数社から断られる場合、無名がゆえに断られる場合と、そもそも企画がイマイチで断られる場合があります。後者の場合は、自分の企画をブラッシュアップするために、

以下の方法を提案します。

断られた理由を聞いてみる

「断られたらそれっきり」ではもったいないと思います。今回の企画は
ボツに終わったとはいえ、せっかく編集者とつながりが持てたのです。企
画を断られたタイミングで、「ご検討いただきありがとうございました。
ところで…」と、企画が通らなかった理由を何気なく尋ねると、アドバイ
スをいただけることがあります。出版のプロである編集者からの貴重なア
ドバイスです。次回はその内容を盛り込んでみるというのもひとつの方法
です。前述の私の体験談の場合は、1社目の出版社からもっともなアドバ
イスをいただいたわけです。この企画ではアドバイスを直接取り込むこと
はしなかったのですが、自分の企画のウイークポイントとして認識するこ
とで、以降の打ち合わせでそこに留意することができました。

身近な著者に聞いてみる

もしあなたのそばに本を出したことがある著者がいるのなら、一度相談
をしてみるのもいいかもしれません。本の出版経験について語ってもらえ
ると思いますし、企画についても客観的な目で見てもらえるかもしれませ
ん。さらにあわよくば、出版社を紹介してもらえるかもしれません。しか
し、著者はあくまで著者。出版のプロではありません。また、皆さんと立
場も違うと思います。その著者のいうことがすべてではなく、一意見を聞
くくらいの位置づけがよいと思います。

第5章

企画が
受理されてから
原稿提出まで

出版社が決まってからの流れ

　出版社が決まり、編集者が決まると、そこからのやりとりはすべて担当編集者と行うことになります。1冊の本の中に多数の著者がいるような場合、つまり原稿執筆依頼や分担執筆の場合は、メールでのやりとりがほとんどです。**単著の場合もメールが中心にはなりますが、一度は直接会って打ち合わせをすることが多いです。** 単著の出版は数百万円以上のお金が動く大きなプロジェクトです。どんな著者か直接話して確かめたいという気持ちも出版社側にはあるでしょう（本当に原稿を最後まで書き上げられそうな人なのかなど）。また、顔の見えない関係では著者側も心配です。

担当編集者との打ち合わせ

　企画が通ったあと、約1カ月以内を目安に打ち合わせを行うことになるでしょう。時間は30分から2時間程度でしょうか。場所や日時は、出版社と著者の事情や地理条件によっても変わります。喫茶店などの飲食店、お互いの職場、学会場などで行います。

　内容は、挨拶、企画内容の確認、方向性のすり合わせ、今後の予定の確認（特に脱稿時期と出版時期の目安）、契約書の確認などです。

　打ち合わせまでに疑問点があれば、リストを作ってまとめておきましょう。

　困っていることなどがあれば、この時に解決策を提示してもらえます。過去の私の例をひとつ挙げると、当時「本文の内容すべてにエビデンスや論文の裏付けは必要なのか。その場合、数は膨大になるし、裏付けが見つからない場合もあると思うが、どうすればよいのか」という疑問がありま

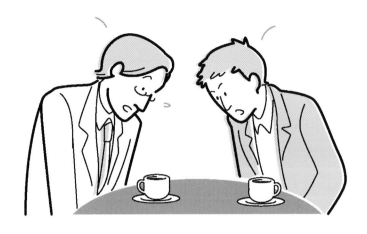

した。というのは他社にある企画を送ったときに、「本文すべてにエビデンスがあるわけではないので、採用しにくい」と断られたことがあったのです。それについては、「重要な論文や参考文献はある程度あった方がよく、特に意外なこと（あまり知られていないこと）は先行研究があればつけた方がよい。しかしすべての項目にエビデンスがなくてもよい」という回答をいただきました。

　私たちはこの段階で出版企画書とサンプル原稿をすでに書いているので、基本的には企画書のとおりに進めることになると思います。編集者はさすが本のプロです。この段階ですでに完成した本の読みやすさまで意識しています。たとえばタテ書きとヨコ書きの問題。タテ書きかヨコ書きかで受ける印象が意外とちがうものです。また、医学書の場合は、英字表記、参考文献表記などがあるので、タテ書きだと構成がきつくなってしまいます。

　もうひとつ例を挙げると、コラムのうまい使い方について。あまり本文がだらだらと続いてしまうと、読んでいる方は単調で飽きてしまう。コラムを適切に挿入することで、読みやすさが増すのではと提案を受けたこと

があります。

コラムのほか、医学書の場合は「症例」などもよいスパイスになるでしょう。なお、症例写真を入れる場合は、本の大きさが小さいとよく見えなくなってしまいます。写真を使う場合も、ある程度打ち合わせをしておかなければなりません。カラーかモノクロかという問題もあります。

それから余白の使い方。「余白がないと詰まった感じになる」とか「○○関係の本は余白が少ない本が多い」とかそういう内容を聞いたことがあります。そのときは、正直心の中では「ふーん。そうなんだ」というくらいのものでした。極端に広い余白とか狭い余白は別にして、バランスさえとれていれば余白といってもそんなに変わりはないだろうと思っていたのです。しかし、『編集者の仕事』（新潮社）という本で余白の大切さと、いかに絶妙な余白を取るかという考えを学び、余白に対する認識が変わりました。ご興味をお持ちの方は、後述するコラム「余白への気遣い」をご覧ください。

当時の自分は、企画のことだけでいっぱいいっぱいで、まだ本の読みやすさまで気が回りませんでした。編集者の意見のひとつひとつに「なるほど」と納得をしました。きっと皆さんも、打ち合わせでは何度か思わず唸ってしまう場面があるでしょう。

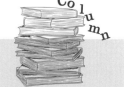

余白への気遣い

『編集者の仕事』の柴田光滋さん曰く、「余白は無用の用」といいます。本づくりのプロは、その数mmの余白をどうするかということに対して細かなところまで気を遣っているといいます。たとえ

ば新潮新書の縦書きの本は、縦は39字と決めているのだそうです。40字組だったら10行で400字になるので、ちょうど原稿用紙1枚分（20字×20字＝400字）を意識しているのかと推測できますが、なぜこんなにも切りの悪い数字で決まっているのでしょうか。それは、新書の読者層にサラリーマンが多いという事実が関係しています。サラリーマンは通勤電車の中でつり革につかまりながら、もう片方の手で本を読みます。片手で新書を読む際、もし40字にしてしまうとその親指が最終行にかかってしまい、読みにくくなってしまう。もちろん40字で収めるために字の大きさをそれ以上小さくしようものなら、全体がさらに読みにくくなってしまいます。また同じ原稿で1ページあたりの字数を減らすということは、その分ページ数が増えることになります。ページ数が増えれば印刷代がかかります。1文字の余白ができるということは、1ページで10〜20字、200ページの本なら2,000〜4,000字分になるので、5〜10ページ分の紙のコストがかかるということです。コストでも切りのよさでもなく、あくまで読者目線の読みやすさを優先して考えて、1文字分の余白を考え抜いて作った、という職人魂に頭が下がりました。

　余白と関連して、文章の物理的な濃度についても触れておきたいと思います。全体的に改行が少ない文章、漢字が多い文章は、文字が密集した印象を与え、全体的に黒っぽい原稿になってしまい、とても読みにくくなります。本当は原稿レベル・文章レベルで漢字とかなをちょうどよい配分にできるよう意識するとよいのです。『実践的ライター入門』（PHP研究所）にはこのあたりのことが書かれていて、「好みにもよるが、漢字率は25％くらいが適当。35％を超えると視覚的に「漢字が多い」と感じる」とあります。

　わざわざ漢字率（割合）を計算する必要はありませんが、自分で推敲するときに「ちょっと全体的に漢字が多いな」と思ったら、ひらがなにできそうな漢字をかなに直して、漢字濃度を薄めてみるとよいと思います。パソコンで文章を書くようになった現在、変換ボタンを押せばすぐに難しい漢字へと変換されます。普段手書きでは

書くことがない漢字変換が行われてしまい、全体の漢字濃度がぐっと上がってしまいます。漢字が多用されていると、かしこまって見えたり、博識に思われそうなイメージがありますが、大切なのは読みやすいこと、わかりやすいことです。「ありがとうございました」をわざわざ「有難う御座いました」にする必要はないのです。

　そうそう、本項ではマンガの例を出すのを忘れていました。私が気になる「余白とマンガ」の例といえば、車田正美さんの『聖闘士星矢』（集英社）が思い出されます。黄金聖闘士である乙女座のシャカが冥王ハーデス編で散った時のこと。ページをめくると、ある見開きページが真っ白で何も印刷がされていないのです。これは落丁ではなく、作者の意図によるものでした。余白（？）をこんなに効果的に使ったものを見たのは最初で最後、これ以降にはありません。さすが車田さんです。

打ち合わせにあたる心構え

　編集者の方には、多忙の中、自分の企画のためにわざわざ時間をつくって来ていただいているということを認識しましょう。コーヒーや軽食を一緒に取ることもあるかもしれません。もしかすると経費ということで費用を負担していただく場合もあるかもしれませんが、丁寧に対応をしましょう。すべての人がそうではないので、語弊があってはいけないのですが、一般に医者は他職種に対して上から目線というか、挨拶やお礼ができない傾向にあると自覚しています。**編集者はこれから一緒に企画を実現するパートナーであり、自分の原稿を読んでくれる最初の読者です。**失礼のないように気をつけましょう。

いざ原稿の完成に向けて

　私が過去に経験した打ち合わせは、人のよい編集者ばかりで、落ち着いて安心できたものが多かったです。「マンガでみた編集者との打ち合わせ」のイメージのせいか、もっと高圧的にされるというか、もっと殺伐としているというか、ファミレスでタバコを吸いながら若い作者が（いい意味で）叩かれるものだと思っていたのですが、とても話しやすく、お互いに相談をしているという感じで、いずれの打ち合わせもあっという間でした。

　自分の最初の出版の打ち合わせのときは、出版までの道筋を確認できたうれしさの反面、「もう何としても出版するしかない」「ある意味では逃げることができない」というプレッシャーもこの頃に出てきました（もちろん逃げるつもりなどないのですが）。ここまで来れば、あとはひたすら書くのみです。

原稿執筆にあたって気になる素朴な疑問

　私は最初の原稿執筆時、打ち合わせが終わった直後、書き始める前にいきなりフリーズしてしまいました。**「しまった。"ですます調"か"である調"か決めるのを忘れていた……」**。

　本項では、そんな原稿執筆にあたって気になる素朴な疑問についてお答えします。

"ですます調"と"である調"

　"ですます調"と"である調"とは、文章の文末の問題のことです。文末

が違うだけですが、同じ文章でもそこから受ける感じはだいぶ変わります。

　"ですます調"とは文字通り、語尾が"です""ます"で終わる書き方です。本書では、ほぼ"ですます調"で一貫しています。"ですます調"は読者に丁寧な印象を与えます。

　一方の"である調"とは、文末が"である"で終わる文体である。本書ではあまり現れない文体だ。必ずしも"である"で終わらなくてもよい。"である調"は、やや高圧的な印象を与えることがあるが、うまく使うと軽快な文章になり読みやすい。ご覧のとおり、本段落では急に無理して"である調"を使ってみたが、こんな感じで読者に与える雰囲気がまったく異なるのである。……ここから"ですます調"に戻します。

　"ですます調"と"である調"、どちらにするかは本人の自由です。依頼原稿や共著だと指定されることもあります。基本はどちらかに統一するのがマナーです。戦後の国語教育が「話すように書け」と教えてきた影響か、現在は"ですます調"の方が増えてきているといいます。本書全体は"ですます調"で書かれているので、そんな私が言ってもあまり説得力がないかもしれませんが、個人的には"である調"の文章の明瞭さ、痛快さは好きです。

　ちなみに"ですます調"を選んだ場合、完全にすべての文末を"ですます"にする必要はありません。段落の最初の一行と最後の一行が"ですます調"であれば、中間部分は"である"や"だ"を混在させても特に問題はない。その方がかえって読みやすくなる場合もある。本段落の文章を見てほしい。あえて混在させて書いてみましたが、このように混在させるのがまったく駄目かというとそんなことはないのです。このあたりのことは『実践的ライター入門』でも詳しく述べられています。

　自分の処女作の場合、条項部分は"である調"がメインだったのですが、"ですます調"も混じっていたのです。その理由は、原稿の元ネタが、自分が指導した研修医にメールした内容だったためです。研修医へは、時には厳

しく、時には温かく（？）指導していました。また、"ですます調"だけだと単調になってしまうと考え、あえて"である調"でびしっと伝えたこともありました。そのため、この混在が許されるのかどうか、さらにはコラムも書き上げなければならず、その文体は"ですます調"と"である調"のどちらにすべきか、という問題もありました。打ち合わせをした直後にもかかわらず、早速メールで問い合わせることになってしまいました。

　皆さんも"ですます調"でいくか"である調"でいくかは最初に決めておくとよいと思います。"ですます調"と"である調"を統一しておかないと、和月伸宏さんの『るろうに剣心』（集英社）の緋村剣心のように、「おろ？」なんていう「お人好しの緋村剣心」が、急に「凶悪な人斬り抜刀斎」に変貌してしまうくらい変わってしまうということを忘れずに。

　ちなみにいったん書き上げた原稿で、"ですます調"と"である調"の変換作業を行うのはとても大変です。**文末だけ機械的に変換しても、読み返すと読みにくい文章になってしまうので微調整が必要とされるのです。**その後の筆の進みも違いますので、最初に統一しておきましょう。

締切

　締切については、出版企画書の「原稿完成の時期」のところでもすでに述べさせていただきました。そこで書いたのはあくまでも著者からの提案でした。最終的な締切の時期は、そこに出版社側の事情、その他の事情が加わります。担当者とよく話し合い、決めていくことになります。企画が通ってから3〜6カ月前後ということが多いでしょうか。

　もちろんこちらで提案した予定とは裏腹に、出版社から締切を提示されることもあります。特に共著の場合は自分の都合だけでは決まりません。他の著者もいるわけで、自分が足を引っぱるわけにはいきません。ほかにも「○○学会出品予定」など刊行時期をずらせない場合もあります（とあ

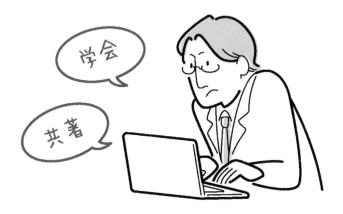

る敏腕編集者によると、執筆を急かすため、「学会の出品予定」があることを武器に、筆の進まない作家にむち打つ手法もあるといいます）。

　締切の決定は、リズムのよい文章を書くことにもつながります。締切を設けると不思議と急に筆が進むことがあるのです。**「試験前は勉強しないのに、試験直前になるとものすごい勢いで勉強がはかどる」**というあれでしょうか。締切は、そんなところにも効いてきます。

　とにかく、一度締切が決まったら「締切を必ず守る！」。これを心に決めましょう（ここにこう書いてしまったからには自分も必ず守らなければいけなくなってしまいました……。とほほ）。

　なお、締切を守るコツについては第10章で述べさせていただきます。

図表・イラスト・写真

　執筆する本によっては、図表、イラスト、写真などを入れることがあります。図表はどのようにしたらよいのでしょうか。やりやすい方法でよいと思いますが、パソコンを使うなら図はMicrosoft PowerPointで作成し、

表はMicrosoft Excelで作成するのがやりやすいと思います。作成したものがそのまま使われることもあれば、本のレイアウトに合わせてきれいに修正してもらえることもあります。

　手書きの場合は、フリーハンドで書いたものを送ります。今の時代は印刷して送るよりもスキャナなどで取り込んで、PDFファイルの形で送付したり、クラウドストレージなどでファイルを共有したりするのがよいと思います。

　私のように絵心がない場合は、イラストを代わりに描いてもらいましょう。
出版社にイラストレーターがいることもありますし、そうでなくともイメージに合わせてつきあいのあるイラストレーターを選んでくれます。こちらのイメージ図をとてもきれいにリライトしてもらえます。自分の知り合いのイラストレーターにお願いすることもできますが、その場合はあらかじめ出版社に声をかけましょう。外部のイラストレーターを受け付けていない場合もありますし、図表には著作権が生まれるため、特別な手続きを要することがあるからです。

　写真も同様で、書籍に掲載する写真は、自分で撮った写真であっても出版社に著作権の使用許諾または譲渡をしなければなりません。このあたりの事情は出版社との契約内容によって異なるので、確認するとよいでしょう。なお、ほかで使ったことのある写真の使い回しもできません。使い回す場合は転載の許可が必要です。

　症例の写真については、個人が同定されないように留意すること、同意を取っておくことは言うまでもありません。同意書を書面で残しておくのが望ましいでしょう。

　自分で写真を準備できない場合はどうすればよいのか。フリーの写真を購入して使える場合があります。出版社が契約をしていることもありますので、困ったら相談をしてみましょう。インターネットサイト上に落ちて

いる写真を無断で使うのはもってのほかです。人の撮った写真には気をつけるようにしましょう。

　私は過去の書籍で、自分で撮影した写真を使ったこともありますし、出版社が契約していたフリーの写真を使わせてもらったこともあります。時間が許せば自分の撮った写真を準備するのがいいでしょう。苦労して撮った写真が本に載るのを見るのも感慨深いものです。

レイアウト

　どのようなイメージの本なのかは、あらかじめ編集者に伝えておきましょう。**柔らかいイメージの本を考えていたのに、固めのレイアウトになってしまってはいけません。**イメージと違うレイアウトにならないように、企画の段階で打ち合わせをしておきます。

　ただ、レイアウトについてはご安心ください。出版社は出版のプロ。餅は餅屋です。編集者が中心となり、すてきなレイアウト案をいただけます。きっとあなたのイメージ通りの、いや、それ以上のレイアウト案が届くはずです。この時点ではあくまで案なので調節してもらうことは可能です。希望があれば無理のない範囲で伝えましょう。私は細かい希望は出したことはあまりないと思いますが、レイアウト案でタテ書きだった本が編集者との打ち合わせの過程でヨコ書きになったり、当初の案よりやわらかめのレイアウトにしてもらったりしたことはあります。

　はじめて本を書かせていただくまで、出版や編集のことについて、私は何も知りませんでした。本を書く過程で、出版や編集についての本を何冊か読みました。柴田光滋さんの『編集者の仕事』という本には、自分の原稿が他の方のどのような苦労を通して実際に本になるのかが書かれていました。普段、本を買って読むだけではわからなかった、本に関する素朴な疑問、本に対する編集の方の思い入れがとてもよくわかりました。

推敲

　推敲はあまり聞き慣れない言葉かもしれません。推敲とは、書いた文章をじっくり読み直して、修正することです。文章の練り直しとも言えます。ちなみに誤字脱字を直したり、言葉の表記を統一したりするのは推敲ではなく、校正です。ここでは推敲のポイントをいくつか述べます。

推敲 その1 推敲の五箇条

○推敲は必ず紙に印刷して行うべし。

○はじめての読者の気分で読むべし。

○原稿を数日間寝かせてから読むべし。

○できるだけ削る方向で直すべし。

○度がすぎないよう、どこかで妥協すべし。

　「推敲はパソコンの画面上ではなく印刷して行うべし」というのは、当時原稿を書いていたA先生から教えていただきました。画面では見落としてしまうことがあるというのです。A先生は、印刷した原稿用紙を眺めながら、部屋を往復して、終わったら私に渡すのです（はじめての読者によるチェックということです）。原稿はしばらく寝かせてから読むと、最初にわからなかったアラが見えるともおっしゃってました。その10年後、『実践的ライター入門』という文章術の本にA先生のアドバイスが書かれていたのを見つけ、A先生はさすが文章家だなあと思いました。

　どうしてわざわざ紙に印刷して行った方がよいのでしょうか。きっと画面上ではどうしても「著者の視点」になってしまうからでしょう。著者（自分）は長い月日をかけて画面上で文章を入力してきたわけです。**原稿を紙**

に印刷することで、いつもと違う立場、「校正者の視点」という新しい視点で原稿を見つめ直すことができるのだと思います。

　条件を変えて読み直すと、それまで気づかなかった点が見えてきます。校正者の中には、原稿のフォントを明朝体からゴシック体にして文字の見え方を変えてみたり、寝っ転がって読んで気分を変えたりして読む方もいるといいます。

　その『実践的ライター入門』には、推敲では「できるだけ削る方向で直す」と通りのよい文章になり、文章レベルが上がると書かれていました。そして、**推敲は必要な作業ではあるが、適当なところで妥協してやめること、理想を追い求めすぎないことともありました。**たしかに推敲をしてみるとキリがなく、1回直したところをもう1回直し、最後にもう1度直したらなんだかおかしいぞ、なんて経験が自分にもあり、本書は読んでいて痛快でした。

推敲 その2 文章を整える

　推敲の段階に入ったら、文字や内容を正したり、文章を整えたりすることも意識しましょう。自分の原稿を読み直してみると、熱中して原稿を書きあげていたときには気がつかなかったアラが見えてきます。

　言葉は生きていると言われるように、完全に正しい日本語というものはありません。自分の中から泉のように湧いてきた言葉を紡いでいく。基本的な執筆スタイルはそれでいいのかもしれません。しかし、**私たちが執筆する本は文学ではありません。読みにくかったり、誤解を与えたり、本質と関係のないところで無駄に考えさせるような、そんな文章はできるだけ避けるべきです。**つまり、「できるだけ表記を統一すること」を意識すべきです。

　ところで、抗菌薬と抗生物質のちがいを知っていますか？　細菌を殺したり増殖を抑えたりする薬を抗菌薬といいますが、抗生物質は抗菌薬の中

でも、真菌などの生物によって作られたものを指します。抗菌薬の方が広義で、抗生物質の方が狭義です。たとえば青カビはペニシリンを作ります。ペニシリンは抗菌薬でもあり抗生物質でもあります。一方でキノロンは人工的に合成されており、天然ではありません。そのため厳密に言えば、抗菌薬ではありますが、抗生物質ではありません。しかし、臨床の場では抗菌薬と抗生物質という言葉はほぼイコールで、厳密に区別して使われていることは少ないと思います。似た（同じ）言葉に抗生剤、抗菌剤などがあります。

　もし表記を統一しないとどうなるのか。たとえば肺炎の薬物治療について書かれているページがあったとします。その中に「抗菌薬」「抗生物質」「抗生剤」「抗菌剤」という言葉が混在していたら？　このページで一番伝えたいことは、「その肺炎に対してどのような薬を使うべきか」ということでしょう。表記の統一がされていないと、「ここには抗生剤と書いてあるけど、2行後ろには抗菌薬と書かれている。抗生物質と書いてあるところもあるなあ。使い分けられている意味があるのだろうか？」と、**伝えたい本質以外のところで読者を混乱させてしまうのです。** もちろん、「抗菌薬の歴史」や「抗菌薬と抗生物質のちがい」などを論じたページであれば、ある程度の混在は許されるでしょうが、それも読者に誤解を与えないよう注釈が必要です。

　「ギランバレー症候群」か「ギラン・バレー症候群」か「Guillain-Barré症候群」か、はたまた「Barre」か「Barré」か。これらはいずれで書かれていても意味上の誤解はないかもしれません。しかしせっかく「ギランバレー症候群」に関して優れた内容が書かれていたとしても、読者に本質以外のところで気にさせてしまいますし、「なんだか統一されていない原稿だなあ」と、内容以外のところで読者に呆れられてしまってはもったいないです。

　用語だけではありません。「私」「わたし」、「わかる」「分かる」「分る」、

「救急」「救命救急」「救急救命」など挙げればキリがありません。

　数字、カタカナ、半角か全角かなども不統一になりがちです。数字だと「3度熱傷」「三度熱傷」「Ⅲ度熱傷」、「1000円」「千円」「一千円」など。カタカナだと「コンピューター」「コンピュータ」、「ビジョン」「ヴィジョン」。半角か全角か（特に数字や記号）。注意しましょう。原稿の整理不足の問題は、『編集者の仕事』や『セルフパブリッシングのための校正術』(NPO法人日本独立作家同盟）という本に詳しいです。参考になさってください。

　細かいことですが、これらはけっこう大切なことです。論文などでは「表記が統一されていない」「投稿規定の見本例に合っていない」というだけで掲載拒否されてしまうこともあります。厳しいかもしれませんが「表記に気配りができないひとは、実験や研究にも気配りができないに違いない」と烙印を押されてしまうのです。

　ただし最近のワープロソフトには「表記ゆれチェック」の機能がついています。逆にこの機能で表記を統一したら、区別すべきところまで自動統一されてしまった、なんていう失敗があるかもしれませんのでお気をつけて。

ついに原稿を提出

　打ち合わせから早や数カ月。ついに原稿を提出です。原稿を書き終え、提出することを脱稿といいます。「脱稿」が終わると著者が関わる次のイベントは「著者校正」です。脱稿から最低1カ月は、この企画について著者ができることはありません。出版社に原稿を委ねたあとは、原稿が編集されてくるのを待つ、ということになります。長い間本当にお疲れ様でした。しかし長期休暇に入るのは少し待ってください。**著者校正までの期間に、ぜひ皆さんにはしておいてほしいことがあるのです。**次章で紹介します。

第**6**章

原稿の
提出直後に
行うべきこと

原稿の提出直後に行うべきこと

　脱稿後、著者校正を待つ間、ぜひ皆さんにしておいていただきたいことがあります。それは、**「プロフィール作成」「名刺作成」「サイン準備」「次回作の検討」**です。いずれも出版にあたり必ずしも必要なことではありません。しかし、一発屋で終わらないためにも、時間を持てるこの時期にしておくことをお勧めします。「著者校正」以降はまた少し忙しくなるので、後で行う時間はなかなかありません。それぞれ順に解説していきます。

プロフィール作成

　「あれ？　プロフィールは出版企画書を書いたときに作成したのでは？」とお考えかもしれません。たしかに第3章で、効果的なプロフィールの作り方について述べてきました。しかしプロフィールは一度作ったらおしまいではありません。目的によってプロフィールを変えていかなければならないのです。

　たとえば、出版企画書に載せるプロフィールの目的は「その本を書く資格・能力があることを編集者に伝えること」です。また、名刺のプロフィールであれば「相手に自分がどういう人間で、どういうお手伝いができるのかを伝えること」です。**プロフィールは目的に応じて変えていかなければならないのです。**ここで準備したいプロフィールは書籍に載せる「著書プロフィール」です。読者を対象にしたプロフィールを準備しておきましょう。

　とはいえ、すでに作ったプロフィールがあれば、ゼロから作り直す必要はありません。マイナーチェンジで事足りることが多いです。一度作って

おけば、基本的な内容、ストーリーは同じでも、どこに重点を置くのかを変えればよいだけだからです。『プロフィール作成術』（さむらいコピーライティング）では、800字程度のロングバージョンと300〜400字程度のショートバージョンを作っておくと、いざというときにすぐに使えて応用が利くと書かれていました。これを機会にみなさんも2種類のプロフィールを作っておきましょう。そして定期的に更新していきましょう。

名刺の作成

もう一枚の名刺、1.5枚目の名刺を持とう

　皆さんは名刺を持っていますか？　今お手元にあるご自分の名刺はどういう名刺でしょうか。多くの方は病院で支給された名刺、名前と所属と連絡先が書いてあるくらいの名刺で、平板というか、正直あまり面白くない名刺をお持ちなのではないでしょうか。

　たしかに名刺は名前とその方の連絡先が書かれていれば多くの場合は事足りてしまうので、それ以上のものを求める必要はないのかもしれません。**しかし、名刺をうまく使うことで、第一印象をよくし、効果的な自己紹介をし、さらには自己PRをして自分のブランド力を高めることができます。**出版を機会に、ぜひもう一枚の名刺を持つことをお勧めします。

　もう一枚の名刺と聞くと「二枚目の名刺」を連想し、ビジネス書を読んでいる方は、「パラレルキャリア」や「副業」のことを思うかもしれません。これは本業とは別に自分の強みややりたいことを見つけ、「副業」や「複業」を始めること。そしてそこで得た経験、知識、コネなどを「本業」に応用して、相互作用を狙うことなどを指します。

しかし、ここでいうもう一枚の名刺とは、この「二枚目の名刺」とは若干異なります。ここではいわば「1.5枚目の名刺」、つまり主には本業に関する名刺ではあるのですが、単調なものではなくかなり味付けをした名刺のことを取り上げたいと思います。

　皆さんは今までに、「これは！」と思う名刺を見た経験はありますか？私は、とある医療関係の方と名刺交換を行った時に素敵な名刺を見つけたことがあります。その名刺に書かれている情報そのものは一般の名刺と変わりないのですが、その名刺の背景には温かな子どもの写真が使われていました。ぱっと見た瞬間に、この方は患者さんを包み込むような医療をしている人だ、と思いました。もちろん、その方が実際に患者さんに接しているところは見たことがありませんでした。しかし、名刺交換とその場での会話で、相手（自分）に一瞬でそこまでの印象を与えたその名刺と、それを使っているその方を素晴らしく思いました。名刺の再考をしたのはこの時からでした。

　名刺作成は奥が深いです。魅力的な名刺の作り方、こだわりの名刺の作り方について書こうとすると、それだけで一冊の本が書けてしまうほどです。また名刺に書く内容は、自分の基本情報や価値観です。つまりプロフィールの内容と共通しています。**名刺もプロフィールも、書くことがなければ、つまり「中身」がなければ充実させることはできません。**「中身」を充実させる方法はプロフィール作成の項で述べさせていただいたとおりです。

　ここでは名刺に加えるとよいと思われる項目を挙げ、実際に名刺作成をどのように行うかに関するヒントをお伝えしたいと思います。なお、より詳しい名刺の作り方について学びたい方は、『仕事が取れる　すごい名刺交換5つの鉄則』（学研パブリッシング）を一読することをお勧めします。

おもて面

名前

　名前は必須です。個人の名刺でこれがなければ、それは名刺ではありません。目立つようにフォントをやや大きくすることがポイントです。姓と名の区切りがわかりにくい名前の人はそれをわかるようにすると親切だと思います。漢字を誤って発音されないように、ふりがな（フリガナ）も振りましょう。英語を併記してふりがなの代わりにしてもよいかもしれません。

所属・連絡先

　所属や連絡先も必須でしょう。所属は勤めている病院などの正式名称と部署などを書きます。さらに住所、電話番号、FAX番号、メールアドレスなどを書きます。住所は、所属先の住所を書いておくか、自宅住所を書いておくかを決めます。公私を分けるため、所属先の住所を書くことがほとんどだと思います。電話番号も、所属先の番号（必要に応じて内線番号）を書き、必要があれば自分の携帯電話、自宅の固定電話などを書きます。メールアドレスも同様です。連絡を受けられるもの、受けても大丈夫なものを書きましょう。

　ここで一番大切なことは、書き間違いがないようにすることです。「電話がつながらない。メールが届かない」だけでなく「別の所に通じてしまう。メールが知らない人に届く」など他の人にも迷惑がかかってしまう事態にはならないよう、十分に気をつけましょう。特にアドレスは「ハイフンとダッシュ」「半角と全角」「大文字と小文字」「ゼロとオー」など、間違いやすいところに留意しましょう。

写真

　写真はできるだけ載せるようにしましょう。写真があるとそれだけでもだいぶインパクトが強くなります。先ほど紹介した書籍の著者で、名刺の

専門家である福田剛大さんによると、名刺の中で写真が載っているのは2割程度に過ぎないということです。つまり、**写真を載せればそれだけで「インパクト上位2割」に食い込める可能性があるということです。**もちろん質のよい写真を選びます。色合い、大きさ、印象などには気を遣いましょう。

　写真を載せることで人物だけでなく人柄や職業、イメージを伝える目的があるため、証明写真を使うことは避けます。スーツや正装でもよいですが、実際に仕事を行っているユニフォームなどの写真を選ぶことでイメージを固定できます。自然な笑顔で柔らかい印象を与えるなど、写真から相手がどのようなイメージを持つか、という判断基準で写真を選ぶとよいでしょう。

裏面

　皆さんは、名刺の裏面をどうしていますか。裏面は白紙にしている方がほとんどだと思います。これはもったいないです。裏面を利用すれば、倍の情報を提供することができます。ぜひ裏面を効果的に使った名刺を作るようにしてみてください。

　裏面に載せる項目は、人によって違うと思います。前述の『仕事が取れる すごい名刺交換5つの鉄則』によれば、名刺とはただのカードではなく必ず「名刺交換」、つまり自己紹介とセットになるものということが書かれています。そのため、**裏面には自己紹介の中でも話題になりやすい項目を挙げるとよい**とされており、中でも話しかけられやすい項目として、出身地、居住地、出身校、家族、好きな食べ物、スポーツ、趣味、資格・特技、成功体験、ミッションなど、いわば自分の資産を載せるとよいとされています。第3章や本章のプロフィール作成の項で述べた項目、第8章のUSPの項目も参考にされるとよいと思います。

　ちなみに自分ははじめての名刺作りのときに、この中から、出身地、出

身大学、資格、ミッションを選びました。あまり人に言えるような趣味や、はまっているスポーツはなく、このあたりは省くことにしました。医療者の場合は一般の資格に加え、専門資格や認定資格が追加できるかもしれません。また自分はER診療とスタッフ教育が好きだったので、ミッションとモットーにそのことを加えました。肩書きも役職だけでなく、「質の高い研修への水先案内人」「ERのピットフォールハンター」などを考えました（私が当時『HUNTER×HUNTER』（集英社）を読んでいたことがうかがい知れます）。また、出版が決まった後は、自分の本の紹介もしようと思い、裏面には拙著の写真を載せ、紹介もしました。載せる内容は人それぞれと思いますが、ひとつの参考にしてみてください。

サインの準備
小学生からせがまれるようなかっこいいサインを準備しよう

　はじめてサインをかっこいいと思ったのは小学校低学年の頃でした。ただし有名人や芸能人のサインではありません。親の知人（非有名人）のサインでした。何気ないときに、さらさらっと自分のサインを書いてくれたのです。子どもにサインが読めるはずもないのですが、文字と思われる曲線の中に、ハートとそれを射貫いた矢が書かれている洒落たサインでした。この方が家に来るたびに、紙とペンを持っていっては何度も「書いて」とせがんだのを覚えています。

　次にサインをかっこいいと思ったのは小学校5年生のとき。担任の先生が書いたサインでした。クラスメイトの誰かが先生にサインを書くように頼んだら、先生は黒板にやはりさらさらっと慣れた手つきで書くのでした。先生のサインにはハートはありませんでしたが、書かれた曲線をよく見る

とひらがなで名字を崩して書いているものだとわかりました。それからクラス内でサインの練習が流行り、みんなで黒板やプリントの裏にさらさらと練習しました。「小学生らしかったなあ」と思うのは、流行ったのは自分のサインの練習ではなく、この先生のサインだったということです。今でもこの先生のサインはなんとなく書くことができます。

この頃から「有名人でなくてもサインを書くこと」がわかり、サインをさらさらっとスマートに書くことにあこがれを抱いていたのだと思います。時が経ち、医者になってから出会ったかっこいいサインは、傷の湿潤治療を提唱された夏井睦先生のサインでした。夏井先生は自身のインターネットサイトでサインの書き方を教えてくれる業者を紹介されていました。署名ドットコムというところでした。先生もその業者でサインを教えてもらった（購入した）ということでした。いつかは自分もここでサインを作ってもらい、さらさらっと自分のサインを書けたらいいなあと思っていました。処女作の原稿を書き上げたとき、「いつかっていまさ」と感じることができました。

皆さんはサインをお持ちでしょうか？ もしお持ちでなければ、これを機会に作成しておくことをお勧めします。なくてもそれほど困らないですが、あるとそこそこ便利で、ここぞというときにその威力を発揮すると思います。

さまざまな業者があるでしょうし、業者に頼まなくても自分で考案する猛者もいらっしゃると思います。自分はそういうセンスはまったくなかったので、先ほどの業者にお願いすることにしました。サイン1つで数千円から1万円程度と決して安くはなかったのですが、このサインを今後の人生で一生使うかもしれないと考えたら高くも感じませんでした。先行投資と思い、サインを2つお願いすることにしました。ひとつは実用的な英語の筆記体のサイン、もうひとつは芸能人が書きそうな一見よくわからない

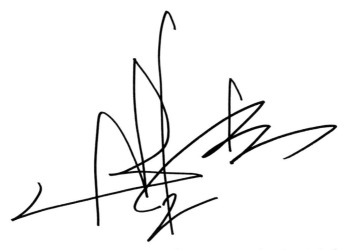

（一見よくわからない方のサイン）

サインを選びました。数日してすぐにサンプルが送られてきました。どうすれば自分の名前がこういうサインになるのか「形」と「字」がつながらず、よくわかりませんでしたが、購入後に詳細を教えてくれるということで、購入することにしました。購入のプランもさまざまで、サイン、書き方、練習帳のみとか、CDかDVDで手の運びの画像つきのものとか、オプションによって値段もまちまちでした。書き順は練習帳に書かれていたので、自分は動画のオプションはつけませんでした。

　求められるかもわからないサインの練習をする自分がいて、「捕らぬ狸の皮算用」的に感じた時期もありましたが、その後おかげさまで練習の成果を発揮する機会ができました。本の献本をするときに何人かの方からサインを求められたのです。まだ慣れていないので、恥ずかしさの方が勝っていますが、皆さんに喜んでいただけているので自分もとても嬉しかったです。特に、私がとても尊敬しているとあるスタッフから「○○さんへと書いてください」と言われたときは、練習しておいてよかったと思いました。

まださらさらっとは書けず、一画一画を確認しながら書いているような状況です。いつかは自分も小学生からせがまれるようなかっこいいサインを、さらさらっとスムースに書けるようになるのでしょうか。

次回作の検討

「まだ一冊も書き上げていないのに、次回作なんて……」。そんな風にお考えかもしれません。脱稿してから本が発売されるまでは3カ月はかかります。その間、必ずヒマな時間ができます。締切に追われていたこれまでの生活が「ウソのように」です。この期間にできることをしておきましょう。そのうちのひとつが次回作の検討です。

一度本を出版すると、第2弾、第3弾を書きたくなるものです。もし次回作となる新企画のアイディアをお持ちなら、この時期に少しずつ準備をしておきましょう。

自身で数十冊の本を出版されている千田琢哉さんの『印税で1億円稼ぐ』（あさ出版）という本によれば、大半の作家は2冊目のチャンスをつかめないまま消えていくといいます。**2冊目の企画を通す最大のチャンスは増刷の報告の瞬間**で、増刷のお礼を述べた後に、「次の原稿を見てもらいたいのですが？」と依頼するのがコツという。たしかに新企画をあまり早く出し過ぎても「1冊目の本の売れ具合を見てから」ということになるでしょう。

次のチャンスがいつ来るのかは誰もわかりません。「幸運の女神には前髪しかない」のです。チャンスが来たら、そのときにつかむしかありません。脱稿から発売までの期間に、著者自身による販促と次回作の準備を着々と進めておきましょう。えっ？「次回作の準備って具体的にどうするの？」

ですって？ あなたのもっているもうひとつの経験と知識を膨らませて、2冊目の「出版企画書」を書いておくのです。書き方はもうご存じですよね。今度は業績のところに「単著である○○を出版」と胸を張って書けるはず（まだ「出版予定」ではありますが）。「本を出版した」という経歴がすでにあなたのバックボーンになっていますよ。

第**7**章

校正から
最終段階、
そして出版へ…

原稿提出後の流れ

　原稿提出から書店に本が並ぶまでの流れは右図のとおりです。なお、出版業界では、医療者である我々が普段聞き慣れない言葉が並びます。ここで用語解説もさせてください。

校正ミニ用語辞典

校正・校閲

　校正は誤字や脱字を正すこと、校閲は内容や表現の不備を正すこと。区別せずに両者を合わせて、校正・校閲と呼ぶこともある。著者による校正を「著者校正」または「著者校」という。『校閲ガール』という小説も流行った。

ゲラ

　別名「ゲラ刷り」「校正刷り」。校正用の試し刷りのこと。実際の本の体裁サイズよりも大きめの紙で印刷されている。余白が大きいので、赤字などで校正しやすくなっている。著者に届くときには、編集者・校正者からの訂正箇所や質問が書き込まれている。通信教育の赤ペン先生を思い出す。しかしその指摘レベルは極めて高く、もっともである疑問が書かれていて頭が下がる。

初校

　最初の校正のこと。依頼原稿や共著の場合、著者校正は初校だけ（つまり１回）で終わることが多い。締切期日が短く設定されることが多く、著者泣かせ……。ちなみに「初稿」は最初の原稿の意味で、「初校」とは似て非なるもの。

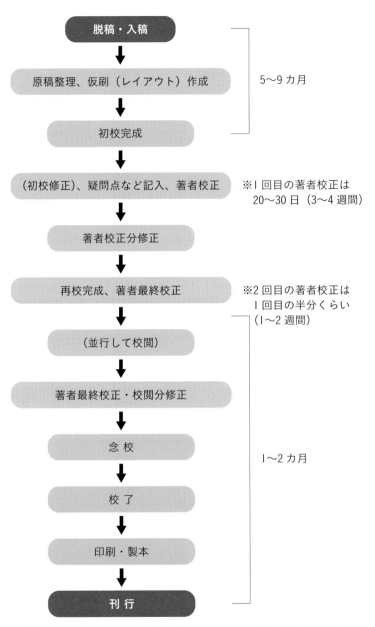

脱稿・入稿

↓

原稿整理、仮刷（レイアウト）作成

↓

初校完成

5～9カ月

↓

（初校修正）、疑問点など記入、著者校正

※1回目の著者校正は
20～30日（3～4週間）

↓

著者校正分修正

↓

再校完成、著者最終校正

※2回目の著者校正は
1回目の半分くらい
（1～2週間）

↓

（並行して校閲）

↓

著者最終校正・校閲分修正

↓

念 校

↓

校 了

1～2カ月

↓

印刷・製本

↓

刊 行

図 原稿を脱稿してから書店に並ぶまでの目安の期間（著者経験より）

再校

2回目の校正のこと。基本的には初校で訂正したところが直されているかを見る。「再校」の段階で企画を「再考」し直してはいけない。1回目の校正が完璧に行えて、気分は「最高！」なんて言えるようになりたい。

三校

3回目の校正のこと。○○第三高等学校の略ではない。「参考」までに。

念校

最後に念のために行う校正のこと。三校と同義のこともある。

校了・責了

校正の終わりのこと。赤字がなくなった状態で印刷所に回すことを校了といい、赤字は残っているがあとは印刷所の責任で直してもらうことを責了という。

校正はすごい！
編集されたゲラに感動

ゲラが届くと感動します。自分が書いてきたただの文字ファイルが、きれいなレイアウトの中に組み込まれ、書籍の体を成しているからです。**自分の本が本当に出版されるのだと実感できる瞬間です。**

ゲラには、編集者や校正者による疑問や、修正点が書かれています。編集者や校正者の校正は本当にすごいです。誤字・脱字の訂正はもちろん、本をより読みやすくするための構成の提案、内容の間違い、内容の矛盾、読者としての純粋な疑問など、ゲラには実に多くのことが書き込まれています。最初の読者からいただいた疑問や指摘です。いただいたゲラに、著者として丁寧に答えていきましょう。

このように編集者、校正者、著者はひとつのゲラにさまざまな書き込みをします。そこで誰がその書き込みをしたのかがわかるように、色やペンで区別をすることが多いです（たとえば、校正者は黒鉛筆で、編集者は赤鉛筆で、著者は青ペンで書き込みをするなど）。著者校正の際は「赤のボールペンで校正してください」のように指定をされます。

<u>なお、特殊な事情を除き、著者校正の段階では、内容を大幅に書き換えることはできません。</u>もしこの段階で大きく変更するのであれば、それは推敲（脱稿前のチェック）が足りなかったということです。そういうことがないよう、脱稿前に十分確認をしておきましょう。

著者校正をやってみた

さて、ゲラが届き、しばし感動の余韻に浸ったら、さっそく著者校正の作業に取りかかりましょう。全体を眺めたあと、最初から順に校正をしていきます。校正の方法には「引き合わせ」と「素読み」があります。手書き原稿時代とちがい、現在はデータで入稿をしますので、元原稿とゲラを一字一句厳密に照らし合わせる必要はほぼありません。素読みを中心に著者校正を進めていきます。ただし、引き合わせは校正の基本です。活字で書かれているととにかく間違いに気がつきにくい。文章がおかしくても、漢字が間違ってあてがわれても、活字で書かれていると容易に見逃してしまいます。パソコンやスマホによる誤変換も多いです。特に同音異義語には注意が必要です。

また、あまりないとは思いますが、元原稿で書かれていた文章がばっさり落ちていることがないか、注意はしておきましょう。私の経験をお話しすると、字数がオーバー気味の原稿のときに、コラムを減らされたり、冗

長な表現を間引かれていたりしたことはありました（ただしいずれも編集者から連絡がありましたし、その方がすっきりとして改善されていました）。

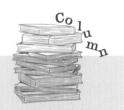

本の仕上がり最終段階

　著者校正を終えると出版も最終段階です。**ここからは原稿に対して著者としてできることはなく、母鳥の心境で見守ることしかできません。**しかし陰ながら応援することはできます。ここでは販促のこと、出版の最終段階のことをお話しします。

推薦文の話

　出版社とのやりとりの中で推薦文についての話があるかもしれません。推薦文は巻頭言であったり、帯であったり、書評であったり、いろいろな形があります。帯に「あの○○先生が推薦！」なんて書いてあったから手に取った、なんて経験が皆さんにもきっとあるはずです。宣伝効果は確実にアップします。

　推薦文をいただける恩恵は、実は宣伝効果だけではありません。自分の尊敬する先生、恩師から推薦文をいただけるということは、その先生から応援していただいているということ。つまり、とてもありがたいことなのです。無名の著者にとって、著名人からの推薦文は精神的にも強力な後ろ盾になります。もし推薦文を頂戴できる先生がいるのであれば、ぜひ書いていただきましょう。

　ただし、推薦文をお願いするときには必ず出版社と相談してから行うようにしましょう。**あらゆることに共通しますが、何かをする時にはまず出版社に相談をした方がよいです。**そして、推薦文や書評は無報酬で行われることもあります。推薦者は自分のために時間を割いてくださるわけですから、失礼のないようにしましょう。また、相手の立場や勤めている病院によっては、「特定のものに対する推薦」が不可ということもありますので、推薦文をいただけない場合もあります。お気をつけください。

販促の話

　出版された本は当然多く売れなければ意味がありません。出版社側の事情もあるでしょう。しかし、本が売れないと著者側もとても困ります。これは著者側の印税が減るとかそういう話ではありません。そういう器の小さな問題ではなく、ここまで長い間「無名の自分」に対して信頼して協力

をしていただいた出版社への気持ち、そして著者側としても**「少しでも多くの人に読んでもらうこと」「ひいてはそれが多くの診療のためになること、つまり患者さんのためになること」**を願って出版をするはずです。

　販促（販売促進）の方法はいろいろあります。その中に書店巡りというのがあります。書店を訪れて、書店員さんにご挨拶をしたり、本を置いていただいたお礼をしたりするのです。また、ハガキやメールを送ったり、手製のPOPを渡したりする方もいるといい、ビジネス書の出版のための本にはそれらの有効性が書かれています。

　ただし、もし書店巡りをするのなら、これも出版社に相談をしてからのほうがいいです。著者による書店巡りを推奨していないところもあるからです。また、もし書店巡りをするのであれば、平日の午前中など、書店が比較的すいている時間帯に行うことを心がけましょう。

Amazonに告知されている！

　出版日が近くなると、Amazonに自分の本が掲載されるようになります。表紙がまだ決まっていない場合は、"cover coming soon"なんて書かれた状態で掲載されます。

　Amazonランキングはご存じですか？ Amazonのサイトで商品を選ぶと、商品の情報というところがあるのですが、そこにAmazon売れ筋ランキングというのが載っています。ランキングにはほかにも「新着ランキング」「ほしい物ランキング」などがあります。全（？）商品対象のものもあれば、カテゴリー別になっているものもあります。医学書だと「医学一般」「小児科学」「救急医学・集中治療関連」などのカテゴリーに分かれています。救急医学関連の本はそれほど多いわけではないのですが、それでも自分の本が救急医学の新着ランキングで1位になっていたのを見たときにはとてもうれしかったです（思わずスクリーンショットで画像を保存してしまい

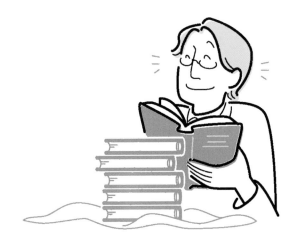

ました)。

ついに出版
出版社から完成した本が届いたときの喜び

　はじめて本が届いたときのことは今でも忘れません。出版日の少し前に小包が届いたのです。出版社からでした。「もしや……」と思って封を開けると、予想通り、完成された書籍でした。手に取ってとても感激しました。自分が書いたものとは思えないくらいきれいで、ゲラではわからなかった手触り、色合い、雰囲気、すべてに感動しました。本の内容は知っているはずなのに、しばらくの間、読み込んでしまいました。

リアル書店にも並んでいた！

　発売日から程なくたまたま東京に行く機会がありました。それならと、空き時間に東京駅近くの大型書店に足を伸ばしました。どきどきして医学書コーナーに行ってみると……。ありました！　自分の本が本棚に並んでいたのです。それも平積みでした。

　Amazonで紹介されていても、出版社から本が届いても、どこか他人事だったのですが、書店に置かれているのを見て一気に実感がわいてきました。立ち読みをしたり、10分したらまた戻ってきたり、きっと落ち着かない迷惑な客だったと思います。最後は本棚の写真を撮らせてもらい（書店の許可を得ました）、帰路につきました。

第8章

受動的
出版アプローチ

「受動的出版アプローチ」とは

　ここまでは「能動的出版アプローチ」を中心にお話してきました。本書の主な対象読者である皆さんは、まだ無名だと思いますので、「能動的出版アプローチ」で積極的に自分を売り込んでいくことをお勧めしています。**なぜなら受け身で待っていても、無名だとなかなか機会を得られないからです。**しかし、いくつかの条件を満たしている方は、出版社や編集者から声をかけてもらえる「受動的出版アプローチ」で出版のチャンスを得ることができるかもしれません。無名であっても「声がかかるチャンス」を増やす方法にはどんな方法があるでしょうか。

ブログやインターネットサイトのすすめ

　出版のために自分のブログやインターネットサイトを作るのは、割と現実的な方法だといいます。おもしろいブログは自然と人を惹きつけます。そして、読みやすくかつ内容が伴っているものであれば、それを見た出版社の人から「出版の話」をいただけることがあるといいます。

　また、書籍化のためには数万字から十数万字の文章をまとめ上げなければなりません。現時点で自分はまだブログをしていないのではっきりとは申し上げられませんが、「ブログの記事をコツコツとまとめること」と、「書籍の原稿をコツコツと書き続けること」は共通しているのではないでしょうか。ブログを作ることで、自分のネタは書籍化に向いているのかを試すことができるのではないでしょうか。

　ブログをしていても更新し続けることができなければ、出版の話があっ

ても原稿を最後まで完成させることができない可能性が高いでしょうし、ブログをしても読者が少なければ（申し訳ないですが）それは書籍化しても読んでもらえないネタである可能性が高いでしょう。そのため、ブログには自分が書きたい内容ではなく、読者が読みたくなる内容をわかりやすく書きましょう。逆にブログがうまくいき、出版の話が運よく舞い込んできたときは、それまでブログで書きためた数万字の文章に多少の手直しを加えるだけで体裁が整うので、まとめやすいともいえると思います。

　私の心の師匠、出版の師匠も**「ブログを発端に出版をした人は少なくない」「編集者は『本を書ける人』を探すべく、常にインターネットに目を光らせている」「毎日ブログに文章を書いていれば、編集者から連絡が来る」**と仰っていました。『印税で１億円稼ぐ』（あさ出版）という本にも、ブログでその人の文章力や魅力をチェックしている編集者は多いというくだりがあります。

　ブログやインターネットサイトの開設は、さらに出版後にも副次的効果を生みます。無事に出版が決まった後、あなたのサイトを訪れた読者の方に、本を購入してもらえたり、宣伝してもらえたりする効果が期待できるのです。

「出版をしたい」と話し続ける

　「本を出版したい」と人に言い続けるというのもよい方法だと思います。特に身近な上司や先輩に声をかけることです。それも一度だけではなく、繰り返し人に話すのです。

　自己啓発の世界では、「口にしていることは実現する」とも言われています。主に２つの理由によります。ひとつは、それを聞いていた上司など

にそのような依頼があったら、「そういえば、あいつはずっと本を書きたがっていたなあ。あいつにこの話を持って行ってみよう」となるかもしれないからです。

もうひとつの理由は、人間は口にし続けると実現できるように本格的に努力をするようになるものです。また、口にすることで周囲の目が自分に向きますので、他人の視線が監視代わりになり自分を動かすでしょう。

えっ？「人に話して、もし実現しなかったら恥ずかしい」ですって？話してもないうちにもう諦めモードでどうするんですか。『SLAM DUNK』（集英社）の安西先生も言っています。「あきらめたら、そこで試合終了ですよ……？」。

自分が実力者になる

ある分野の実力者になれば、出版依頼を受けられるようになります。受動的出版アプローチのいわば正攻法は実力者になることです。広い分野の実力者になるのは大変です。たくさんの競合が存在するからです。**しかし、より狭い、コアな分野であれば、競合が少ないため、実力者として抜きん出ることができるかもしれません。**本項では自分のUSP（強み、売り）についてもう一度考えてみましょう。

USPの確認

もし皆さんにすでにほかと差別化された、オンリーワンの強みがあるならば、それを磨き上げてUSPとして使うことができます。ただし、ここで注意が必要です。ただ自分の得意なこと、好きなことだけを磨き上げてもそれは自己満足で終わってしまいます。あくまでそれが**「相手（読者・**

編集者）**にとって価値があるかどうか」。**常に読者目線で見なければいけません。相手の役に立たないオンリーワンでは意味がないのです。

　自分で自分に向き合い自分を見つめ直すこと。そして相手の視点を取り入れること。このふたつが大切です。

　USPを見つける方法は、ビジネス書やパーソナルブランディングに関する本などでさまざまなものが紹介されていて、本書でもいくつか紹介します。あなたのUSPについて、これから一緒に考えていきましょう。

10,000時間の法則

　「10,000時間の法則」というのを聞いたことがありますか。ジャーナリストのマルコム・グラッドウェルによって紹介されている方法で、どんな才能や技量も10,000時間練習を続ければ本物になるというものです。スポーツの世界、音楽の世界、ビジネスの世界、あらゆる分野で共通しているようです。「『練習をせずに天才的才能を発揮する人』も、『いくら練習をしても上達しない人』の両者もいなかった」といわれているのが印象的です。

　USPを見つける簡単な方法に、これまで自分が一番、時間やお金、興味を費やしたものを考えてみることがあります。人生でそれだけ時間とお金を費やしてきたということは、それだけ熱意を持って取り込んできたということ。

　漫画家の『ドラゴンボール』（集英社）の鳥山明さんや『NARUTO −ナルト−』（集英社）の岸本斉史さんは画力をつけるため、とにかく絵を描き続けたといいます。『賭博黙示録カイジ』（講談社）で知られる福本伸行さんも座右の銘に「継続は力なり」を挙げています。どんなことでも続けてきた何かがあれば、それは立派なUSPになるという証拠です。

　あなたがこれまで一番時間やお金を費やしてきたことはなんですか？
それがあなたのUSPの原石になります。

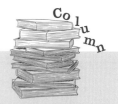

10,000時間を達成するには？

　ちなみに 10,000 時間の努力は、1 日どれくらいの時間を費やせば何年くらいで達成できるのでしょうか。計算すればすぐにわかるので試しにやってみると、1 日 8 時間として 3 年半くらい。これは社会人には確保するのがなかなか難しい時間です。1 日 3 時間として 10 年弱くらい。3 時間なら、隙間時間をうまく使いながらなんとかなるでしょうか。プロフィールの作成のところでは、「ない実績は作ってしまう」と述べました。もしこれまで 10,000 時間費やしたものがなければ、今からコツコツと 10,000 時間を始めるのはどうでしょう。10 年後が楽しみだと思いませんか？

自分の「ちょい売り」を見つけよう

　前項では 10,000 時間の法則を紹介しました。しかし、「急に 10,000 時間と言われてもそんなに練習時間を費やしたものがないよ」「1 日 1 時間だって確保するのが難しいのに、3 時間もとれないよ」という声もあるでしょう。そんなときのために、二点目の方法、「ちょい売りのかけ算」を紹介します。

　10,000 時間取り組んだような「最強の売り」はなくても、自分の得意なこと、好きなこと、人に語りたくて仕方がないことなど、「ちょい売り」は誰しもあるはずです。**「ちょい売り」でも複数をかけ合わせることで、他との差別化を図り、強力な強みを作る**というものです。

　ここでもいつものようにマンガの例を出してみたいと思いますが、今回は私の大好きなマンガ『ドラゴン桜』（講談社）です。皆さんはお読みになったことがありますか？　私が『ドラゴン桜』を最初に見たときに思ったのは、「話はおもしろいけど絵があんまりうまいわけではないなあ」、ということでした（大変失礼ですが……）。特に、「女の子が全然かわいくないなあ」

と感じました（大変失礼ですが……）。しかし実際、作者である三田紀房さんは、著書『個性を捨てろ！ 型にはまれ！』（コルク）の中でこんな風に述べていらっしゃいます。

"僕の漫画を読んだことのある人ならわかるだろうけど、プロの漫画家として考えたときの僕の絵は、はっきり言って下手だ。アマチュアの中にも、僕より上手な絵を描ける人はゴマンといるだろう。ただ、漫画誌に載るために必要な最低限のレベル、読者に受け入れてもらうだけの最低限のレベルはクリアできていると思っている。だったら、あとはストーリーやキャラクターの魅力で勝負すればいい、というのが僕なりの結論だ。画力に関しては、いい意味での見切りをつけていて、合格点が取れればそれで十分なんだと思っている。"（同書より引用）

　実際に三田さんは「必要最低限の画力」に、高い「ストーリー力」や緻密な「取材力」をかけ合わせて、次つぎとヒット作を生み出しています。「かけ合わせ」はとても強力です。

　かけ合わせはUSPの発見だけでなく、本のテーマを見つけるのにも有効です。たとえば先ほどの『ドラゴン桜』は、落ちこぼれを鍛え上げて引き上げるという「熱血学園マンガ」というよくみられるテーマの要素に、「東大受験」という要素がかけ合わされています。さらにそこには三田さんならではの「取材力」から産まれた「勉強法」や社会人にも応用できる「自己啓発法」がかけ合わされ、相乗効果で大ヒットをしたと見ることができます。どの要素も単独であればドラマ化するまでのヒットには至らなかったのではないでしょうか。

「ちょい売り」はどう見つける？

　「ちょい売り」はどう見つければよいでしょうか。人は、自分の強みについて、

意識していないことが多いです。自分から見たら当然のことでも、人から見たら輝いて見えることもあります。まずはとにかく挙げていきましょう。

　好きなこと、きらいなこと、得意なこと、苦手なこと、毎日していること、毎週していること、誰かに褒められたこと、感謝されたこと、うれしかったこと……。ちょっと待って。頭で考えていても何も残りません。**まずは紙とペンを持ってきて、思い出した順にひたすら書いていきましょう。** きれいに書く必要なんてありません。清書はあとでいくらでもできます。でも短期記憶は数十秒といいますよ。思い出したらまずは書いてください。ほかにもあなたがしている仕事のこと、以前していた仕事のこと、表彰されたこと、成功させたプロジェクトの経験…。ちょっと待って。まだ紙とペンを用意していない人がいるみたいですね。今やらないと、一生USPを見つけることができないかもしれませんよ。さあ持ってきて。挙げるのは、何も今現在のことだけでなくても構いません。学生時代のこと、小学生のときに頑張ったこと、中学まで続けた習い事、高校時代に汗を流した部活動…、なんでもいいんです。まずは挙げていくことが大切なんです。ほら、「ちょい売り」が少しずつ見えてきたのではないですか？　まだ見つからない人はもっと挙げてみましょう。目標は100以上です。ちょっと待って。まだやっていない人がいますね。やっても自分には売りがないですって？　でも『寄生獣』(講談社) の「泉新一」も言っていましたよ。「ほとんど可能性はゼロ」。でも「やらなきゃ……確実なゼロだ！」って。

　なお、『プロフィール作成術』(さむらいコピーライティング) という本には、「リソース一覧」というワークや「強みを見つける質問50」というワークを通して自分を洗い出し、自分の才能や大切にしている価値観、自分のコアを発見する方法が紹介されています。もっと自分の「ちょい売り」を見つけたい方は、ご一読ください。自分の気づいていない「ちょい売り」が、きっと見つかると思いますよ。

マンダラート

　マンダラートはアイディアを考えるときに使われる発想法です。まず紙とペンを用意します。紙に3×3の9マスの枠を書きます。その真ん中に出したいアイディアを書きます。そして関連したキーワードを周囲の8マスに書き足していき、アイディアを深めていくというのがマンダラートです。

　プロ野球選手の大谷翔平さんが、高校時代に「8球団からドラフト1位」を実現させるため、このマンダラートを作成していたのをご存じの方もいらっしゃるのではないでしょうか。「大谷翔平」「マンダラート」で検索すると、完成度の高いマンダラートが出てきます。

　このマンダラートをポジショニングの発見に利用した方法が『プロフィール作成術』に紹介されています。USPの発見のためには、真ん中のマスに「自分の名前」と「強み、売り」と書きます。そして周囲の8マスを埋めてい

若い	子ども好き	マンガを含む読書
細胞培養	**山本基佳 強み、売り**	救急 →
研修医教育	田舎の市中病院勤務	麻酔

チーム医療	トリアージ	忙しい
医療安全	**救急**	北米型ER
ピットフォール	外傷	マネジメント能力

…	…	…
…	**田舎の市中病院勤務**	症例が多い
特殊中毒（キノコ、ヘビ）	山岳救急	田舎は住みやすい

図 **山本基佳のマンダラート**

きます。この発想法のよいところは、8マスを置きそれを埋めようとすることで、絶対に8つはアイディアをひねり出せるということです。7つめや8つめは多少無理のあるキーワードのこともありますが、構わず埋めます。

　私の場合は図の8個が埋まりました（救急、麻酔、研修医教育、田舎の市中病院勤務、細胞培養、若さ、子ども好き、マンガを含む読書）。医療や仕事に関係あるところで、「救急」「麻酔」「研修医教育」を挙げました。「田舎の市中病院勤務」は、症例が多そうで何でも診る雰囲気があるので、悪くはないと思い挙げてみました。また、今の仕事とは直接関係ありませんが、学生時代にES細胞（Embryonic Stem Cell；胚性幹細胞）の一種の「細胞培養」に携わらせていただいたことがあり、3年間ほぼ毎日研究室に通っていたので挙げました。ここからはなかなか出てこなくて、ちょっと挙げるのに苦労したのですが、「読書」は以前はマンガ、最近は新書やビジネス書などをそこそこ読むようになったので、書きました。ほかに趣味という趣味はなく、履歴書欄を埋めるときにも悔やまれるところです。さらには小さい「子ども」と遊ぶのが得意なようなので（ひとから指摘されました）、そのことを記載し、最後に「若さ」と書きました（本当に若い人はこんなことを言わないのも知っていますが、まだ40歳前ですし書かせてください……）。

　もちろん、多く挙がる人はもっと多く挙げていただいて構いません。ここで挙がったキーワードをさらに深めるために、再度マンダラートを展開していきます。たとえば、先ほど挙げた「救急」を今度は新しいマスの真ん中に書いて、それと関連させて周りの8マスを埋めていきます。自分の場合は、北米型ER（Emergency Room）、マネジメント能力、外傷、ピットフォール、医療安全、チーム医療、トリアージ、忙しい…のような感じになります。「田舎の市中病院勤務」を真ん中のマスに書いて展開すれば、症例が多い、田舎は住みやすい、山岳救急、特殊中毒（キノコ、ヘビなど）、

…のような感じになります。一見関係なさそうなことも挙げておくと、後で何とつながるかわからないので、まずは挙げておきます。

次に、**集まったキーワードを組み合わせて、かけ合わせて、USPを作れないか検討します。**たとえば、「救急」と「麻酔」は相性がいいですが、救急と麻酔を経験している医師は結構多くいると思うので、これだけではほかの人との差別化は図れません。細胞培養をしている救急医はもうちょっと少ないと思いますが、これも研究で結果を出さなければ売りにはできません。こんな感じでちょい売りを見つけ、USPにできないか、探していきます。

自分の場合は、処女作の『ER必携 救急外来Tips 1121』(日本医事新報社)を書いたときにはマンダラートは使いませんでしたが、振り返って考えると、きっと「救急」と「ピットフォール」と「研修医教育」、「豊富な症例」、そして「若さ！（しつこい？）」が組み合わさって強みになったのだと思います。

「ちょい売り」をかけ算しよう

「ちょい売り」は見つかったでしょうか。「ちょい売り」単独ではUSPにならなくても、「ちょい売りのかけ算」をすればUSPになり得るということはわかっていただけたと思います。次は何と何をかけ合わせるべきかを考えてみましょう。

当然ながら、数学的に、かけ算は1よりも大きな数同士をかけ合わせなければ大きな数になりません。1に1をいくらかけても1のままですし、「1より小さな数をかけてしまったら数は小さくなる」です。いま挙げた自分の持っている「ちょい売り」の中で、大きいものをかけ合わせてみましょう。大きいといっても10や100でなくても構いません。

大きければ大きいほどいいですが、まずは1より少しでも大きな「ちょい売り」をかけ合わせられないか検討してみるのです。ちょっと待って。

繰り返しますが、手を動かして実際にやってみてくださいね。頭で考えただけでは見えてこなかったことが見えてきます。

マイナス同士をかけると大きなプラスになることがある

前項で「1より小さな数をかけると数は小さくなる」と書きました。長所をかけ合わせてUSPを作るということを表現したかったので、ここではこのような書き方をしました。しかし皆さんの中には、**「数学的に、マイナスにマイナスをかければプラスになるではないか」**という突っ込みを入れた方もいらしたかもしれません。鋭いです。「強み（プラス）」を見つける時にあえて「弱み（マイナス）」を考えていただきたくないなあというのが本音ですが、建前上、その突っ込みには次のような例を挙げてお答えしたいと思います。

パラダイムシフト

実際のワークからは離れますが、USPを見つけるのにも役立つと思いますので、しばしお付き合いください。

パラダイムシフトを知っていますか？ パラダイムとは、「ある時代のものの捉え方や考え方のこと」をいいます。そしてパラダイムシフトとは、「ある時代にその分野で支配的だった考え方（パラダイム）が、劇的に転換（シフト）すること」をいい、1962年にアメリカの科学史家トマス・クーンによって『科学革命の構造』（みすず書房）で提案されました。例を出した方がわかりやすいと思うのですが、天文学でそれまで支配的だったプトレマイオスの天動説が、16世紀半ばにコペルニクスによる地動説（太陽中心説）へ大きく転換しました。これはつまり旧パラダイム（天動説）から新パラダイム（地動説）へパラダイムシフトしたといえます［『科学哲学への招待』（筑摩書房）］。

「天動説と地動説のパラダイムシフト」は16世紀の話ですが、パラダイムシフトは遠い昔の話ではありませんし、科学に限られた話でもありません。私たち現代を生きる医療者にとっても身近なところにあります。ここ最近では、「傷の治療（湿潤療法）」と「糖質制限」が挙げられます（『医療の巨大転換（パラダイム・シフト）を加速する－糖質制限食と湿潤療法のインパクト－』(東洋経済新報社)という本が出ていて、例に挙げやすいです）。

　たとえば傷の治療では、それまで消毒の習慣がなく高率に発生していた術後敗血症。傷を消毒すると感染率が低下することをリスターが発見。これが旧パラダイムから新パラダイムへのパラダイムシフトです。そして感染率を低下させたのは実は消毒ではなく物理的な洗浄であったこと、消毒自体は体を痛め創傷治癒を遅らせることを夏井睦先生が発見します。これが最近起きているパラダイムシフトです。リスターの新パラダイムを夏井先生がさらに最新のパラダイムに置き換えています。

　4月になると多くの新入社員が入職します。医者の世界でも、右も左もわからない初期研修医がたくさん入ってきます。実地研修をほぼしたことがない初期研修医は、入職時にはまったく戦力になりません。彼ら／彼女らは何も知らず、何もできず、いるとかえって足手まといになることも多いです。つまりマイナスの存在です。

　しかし、何も知らないがゆえに、今の常識の中で生きている自分たちベテラン医療者には思いも付かないような非常識な意見や質問を言うことがあります。この意見や質問は、今のパラダイムに当てはめるとマイナスの意見です。「バカな質問だなあ」で一蹴され、実際にほとんどはそうでしょう。**しかし、このマイナスの意見の中には、今のパラダイムの中にいる自分たちでは到底思いつかないような「次世代のパラダイムの種」が含まれていることがあるのです。**パラダイムシフトを起こす人をパラダイムシ

フターといいます。『パラダイムの魔力』(日経BP社)という本によれば、パラダイムシフターになれる人は稀で、次の4種類の人種と言われています。

カテゴリー1　研修を終えたばかりの新人
カテゴリー2　違う分野から来た経験豊富な人
カテゴリー3　一匹狼
カテゴリー4　よろずいじくりまわし屋

　パラダイムシフトを起こすのは、アウトサイダーか、ごく一部の「変人インサイダー」であると言われています。そのパラダイムの中に生きている普通のインサイダーから新しいパラダイムが起こることはまずないのです。
　USPの話に戻します。何が言いたいかというと、今のパラダイムで10はおろか、1にもなり得ない常識のない人、マイナスの存在であったとしても、実はその意見は大きなプラスの存在になり得るということです。そしてそれは、次の大きなパラダイムを起こすパラダイムシフターになる可能性があるということです。あなたのマイナスもうまくかけ合わせると大きなプラス、大きなUSPに転じられるかもしれません。

王道は努力！
あしたのために 打つべし！打つべし！！打つべし！！！

　さまざまな受動的出版アプローチ、USPの見つけ方、ネタの暖め方について述べてきました。出版の受動的出版アプローチで一番効果的な方法はなんでしょうか。それは**努力し続けること**。私はそう思います。**そのときそのときの瞬間を大切にする。日々、一歩一歩確実に歩み続ける。地道ではありますが、きっとそれ以上に確実な方法はなく、それが夢に近づく一**

番の王道なのだと思います。

　ボクシングマンガの『はじめの一歩』（講談社）に、こういう台詞があ
ります。

　「ボクシングにラッキーパンチはない。結果的に偶然あたったパンチに
せよそれは、練習で何百何千と振った拳だ。その拳は生きているのだ。試
合を投げて適当に振ったパンチなど決して当たらん。当たったとしても死
んだ拳で人は倒せん。現役の時にラッキーパンチに泣かされ嘆いた時もあ
る。しかしそれは間違いだった。選手を育てる立場になってようやく気づ
いたよ。（…中略…）様々な理由のためにつらい練習を耐えぬく。何千何
万とサンドバッグを叩き思いのたけ全てを両の拳にこめる。最期の最期ま
であきらめない。そういう生きた拳こそが奇跡を生むのだ」（同書36巻、
p.119-120より引用）

　これまで「出版の仕方」という方法論を述べてきました。どれもうまく
はまれば有効な方法です。しかし序文でも書きましたが、**これさえしてい
れば絶対に出版できるという魔法はありません。**運、タイミング、巡り合
わせなど自分ではどうにもならない要素もきっとあるでしょう。しかし運
もまた、努力によって引き寄せられます。
　同じく『はじめの一歩』に、こういう台詞もあります。

　「努力した者が全て報われるとは限らん。しかし！ 成功した者は皆すべ
からく努力しておる」（同書42巻、p.156より引用）

　努力して生まれた、成果。信用。信頼。努力したあなたを見て、編集者
からあなたへ、いつか受動的出版アプローチがかかるのではないでしょうか。

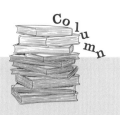

型破りになるためには
まず型を学べ

　当たり前や常識はおもしろくありません。発想が新しくないと誰も見向いてくれません。ほかにはないこと、新奇性を見つけ、オリジナリティを持ちたいと感じますよね。

　他と差別化されてオリジナリティを持つとは、型破りになること。しかし型破りな人間になるには、まず基礎となるきっちりした型を身につけなければなりません。型もないのに型破りにはなれないのです。最初から人と違ったことをするのではなく、まず型通りのことを学び、人と同じことをしていく中で違いが見つかり、オリジナルが生まれるのです。

　『ドラゴン桜』では「常識を打ち破るために常識を知る」のだと紹介されています。常識を知り、それを突き詰めて考えることで矛盾を指摘したり、常識を疑ったりすることができるようになるのです。マンガの話だけではありません。「新しい創傷治療」の夏井睦先生は、それまで消毒して乾かして治していた傷の治療の概念を180°ひっくり返し、「傷は絶対消毒しない」「乾かさないで治す」湿潤治療という非常識な発想を生んだパラダイムシフターです。その夏井先生もご自身のインターネットサイトで常識を習得することの大切さを語られています。

　本書は無名の医療者向けの本ですので、読者の皆さんの中には若い方も多くいらっしゃると思いますが、将来型破りな人間になるために、まずは安心して型を身につけましょう。そして型を身につける過程で生じた素朴な疑問、非常識な発想をどこかにメモして数年後に読み返してみましょう。それはもしかしたら次のパラダイムの種かもしれません。

第9章

出版後の人生

「出版熱」をあと1℃だけ高めるお手伝い

　ここまで出版へのアプローチについて体験談を交えながら紹介してきました。お付き合いいただき、ありがとうございました。出版に向けた意欲が皆さんの中でぐつぐつ沸き始めたのではないでしょうか。いよいよ終盤です。出版後のことについて、自分のうれしかった経験をお話しさせていただきます。**そして、皆さんの「出版熱」をあと1℃だけ高め、沸点までご案内したいと思います。**

出版後の人生は変わったか？

　「出版後の人生が変わったか」と言われると、「自分ではよくわからない」というのが正直な気持ちです。「出版の瞬間から目の前の世界が明るく開けた」なんてことはないですし、「印税生活で左うちわ」なんてこともまったくありません。以前より少しだけ仕事の依頼が増えたというくらいでしょうか。

　人生が変わったかはわかりませんが、一番大きかったのは、自分が多くの人に支えられているのだということを実感できたことです。自分は本当に多くの人に支えられているんだなあと思うことができ、出版をきっかけに感謝の気持ちを持つことができました。そして、これまで自分が行ってきたことが少しは認められたのではと、多少の自信になったのではないかと思います。

感謝したい人たちがいる
思いもよらないところからの応援

100冊近い献本を通して

本を出版したら「ぜひこれをやりたい」と思っていたことのひとつに、「これまでお世話になった方たちへの献本」がありました。出版すると、出版社から完成した本を何冊かいただけるのですが、お世話になった方へ送る本は自費購入しようと思いました。早速「お世話になった方リスト」を作成しようと思ったら軽く100を超えてしまいました。

なぜこんなに多かったのかというと、完成した本を私が働いていた病院の初期研修医の卒業生、数十人にプレゼントしたかったからです。処女作出版のきっかけを与えてくれたのは、まぎれもなく当時の初期研修医たちでした。ネタとなった救急のピットフォールの蓄積は、彼ら・彼女らとの切磋琢磨によって生まれたものでした。「まとめれば本になるのではないか」ときっかけを与えてくれたのも当時の初期研修医です。初期研修医なくして、あの書籍は完成しなかったと思います。

ほかにも大学時代、初期研修医時代、後期研修医以降にお世話になった方たちにも献本することにしました。しかし、1冊3,000円としても100冊では30万円。実際の価格はもう少し高い。「100冊は厳しいかな……」と思いつつも、最終的には100冊弱の本を、あるときは出版社から、あるときは書店から、あるときはAmazonから購入し、献本することができました。

『印税で1億円稼ぐ』（あさ出版）という本には、むやみにあちこちに献本はするなと書かれています。しかし、自分一人で完成した本ではないことを考えると、処女作では積極的に献本しようと決めました。**おかげで献**

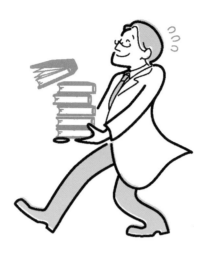

本によって印税は一瞬でなくなりましたが、それ以上に多くのものを受け取りました。それは恩師や卒業生、同僚、知人らの笑顔でした。

恩師からのメール　恩師へのちいさな恩返し

　出版直後だったでしょうか。メールボックスを開いて驚きました。B先生からのメールが届いていました。

　B先生は学生時代に一番尊敬していた先生のひとりです。とても高名な先生で、卒業後に一度だけ、私の勤めていた病院に講師としてお招きさせていただいたことがありました。しかし、診療科が異なることもあり、その後は自然と交流が途絶えてしまっていました（自分が筆無精で義理を欠いているだけなのに、それを棚に上げて話している自分をお許しください）。そんな先生から10年ぶりにメールが届いたのです。メールのタイトルは「本を出されたんですね。おめでとうございます」でした。尊敬する先生からメールをいただいて、大変恐縮しました。それも先生はすでに拙著の購入を考えていらっしゃると。実はB先生は献本リストの最上位だったのです

が、自分の行動の遅さのせいでB先生に粗相をしてしまいました。それでもと、後日B先生にサイン入りの拙著を贈らせていただきました。

　先生とのやりとりのメールの最後には**「あのときの山本君がと思うと本当にうれしい限りです」**と書かれていました。B先生には知識、技術はもちろん、医療の心構え、医療の本質を教えていただきました。B先生に少しはご恩返しができたのだろうかと、胸に温かいものを感じながらメールを閉じました。

実力者からのお墨付き

　そういえばこんなこともありました。とある出版企画書を受けていただける出版社を探していたときのことです。第4章でお話ししたとおり、「企画書は数社から断られるのが普通」です。そのことは身に染みてわかっていたものの、お断りの連絡が何社か続くと気持ちがへこんでくるものです。「これでダメなら出版プロデューサーを使ってみようかな……」なんて思い始めていたら、とある出版社からこんなお返事をいただきました。

　「この度はお問い合わせいただきありがとうございます。貴院のC様には弊社雑誌のご執筆などでお世話になっております。先日、C様からとても熱意のあるドクターと山本先生のことをうかがい、ご依頼できる機会があればと、ちょうど思っていたところでした」

　文面にC氏が自分を強く推してくれたことが書かれていました。すでに同社から雑誌の執筆依頼があったことからおわかりになるようにC氏は実力者です。技能的に優れていて、資格に裏付けされているだけでなく、患者さんやスタッフからの人望もとても厚い人格者。私の最も尊敬しているスタッフのひとりです。**すでに数社から断られた企画でしたので、C氏のプッシュがなければ、きっと実現しなかったのではないかと思います。**身近に自分を応援してくれていた方がいて、それも具体的に行動に移してい

ただいて、これ以上の喜びはありませんでした。

「海人の風」は飲めなかったけれど

　かつての仲間とお酒を飲むのは楽しいものです。大学時代の親友であれ
ばなおさらです。結婚式に招待されて以来、なかなか再会が難しく、年賀
状のやりとりくらいになってしまっていた友人、D先生から、2冊目の拙
著である『季節の救急—Seasonal Emergency Medicine—』（日本医事新報
社）、通称「キセキュー」の出版を祝う喜びのメールをもらいました。そ
れをきっかけに東京で数年ぶりに飲むことになりました。

　最後に会ったのは大学卒後数年目だったでしょうか。かなりの月日が経っ
ていましたが、そこにいた二人は大学時代の二人そのものでした。近況報
告や大学当時の思い出話に花が咲きました。学生時代からとても優秀な友
人でしたが、いまもさらなる高みを目指しており、友人ながら立派になっ
ていると感じました。

　また、飲み会の中で拙著の話にもなったのですが、「キセキューはここ
がよかった」と具体的に批評してくれるだけでなく、「今日の料理のメニュー
にはアジサイはないから安心（飲食店で提供されたアジサイの葉で中毒例
がでたことがある）」「このぎんなんは食べ過ぎなければ大丈夫だよね（食
べ過ぎると、特に小児で中毒を起こすことがある）」などと、その飲み会
の会話の端々に「キセキューネタ」を振ってくれました。**著者以上に読み
込んでくれていて、しかもそれが大学時代の親友で、とてもありがたく、
うれしかったです。**キセキューには「飲み過ぎ（アルコール中毒）」とい
う章もあるのですが、お陰でもう少しで二日酔いになってしまうくらい盛
り上がった夜を過ごしました。

　えっ？ タイトルの「海人の風」って何かって？ 大学時代にD先生たち
とよく飲んだ、泡盛の銘柄です。「D先生、今度はうみんちゅも飲みましょ

う。本当にありがとう」。

行きつけの書店でのできごと

　出版後、大学時代によく通っていた書店を 10 数年ぶりに訪ねることにしました。学生時代、この書店のご年配の店員さんにはお世話になっていたので、自分が本を出版したことを報告したかったのです（そして宣伝もお願いしたかった）。松本から東京まで特急を使い、数時間かけて到着すると、書店では若い店員さんが対応してくれました。あいにく当時のご年配の店員さんはすでに引退されていて、直接お会いすることはできませんでした。しかし若い店員さんもご年配の店員さんのことをご存じで、その方に「自分が松本から訪ねてきた理由」をお話ししました。そうしたら、「その本の著者の方でしたか。その本はうちでも扱っていますよ」と本が置いてあるところを見せてくれました。さらに、「山本先生と同年代と思いますが、E先生をご存じですか？　たしかE先生はその本を予約注文していたはずです」と教えてくれました。E先生というのは大学時代の同期でした。きっと山本が書いた本ということで購入してくれたのだと思います。卒業してからかれこれ 10 年以上会っておらず、懐かしさを感じるのと同時に、同期に買わせてしまい申し訳ないというか、それでも手に取ってもらってうれしいというか、当時を思い出し感慨深い想いでした。

思いがけない出会いと新たなチャンス

　前述のとおり、出不精、筆無精な自分ですが、出版と献本をきっかけに、これまで自分がお世話になった方々に挨拶に伺う機会を作ることができました。出版によってほかにもさまざまなところで思いがけない出会いがありました。

○学会で名刺交換をしたら「ERの本を書かれていますよね」と声をかけていただいたこと。

○とある医学雑誌の編集長から「本の出版経験について原稿を書いてくれないか」というご依頼をいただいたこと。

○私を育ててくれた先輩からの紹介をきっかけに、講演やコメンテーターの機会をいただいたこと。

○本の出版について、取材を受けて記事で特集をしていただいたこと。

○市民の方向けに講演をさせていただく機会が増えたこと。

○他職種の広報誌の執筆依頼をいただいたこと。

○いつの間にか知人のFacebookで宣伝をしていただいたこと。

○船医をしていた知人から、応援のメッセージをいただいたこと。

　ほかにも、身近なところで職場の同僚が拙著を購入してくれたり、拙著を紹介してくれたりしているのを見聞きして、身近にこんなにも応援されているのだとわかりました。日常診療で困ったときに、職場に献本した本を参考にしてくれていたスタッフもいました。

　また「はじめに」でも述べましたが、同じ職場の何人もの職員から「本を書く機会をどう得たのか」を尋ねられたこともありました。自分がすでに有名人であれば、そんなことは尋ねられないと思います。「有名人だから本を書けた」のは普通のことだからです。私の場合は、逆説的ではありますが、無名であったからこそ「無名なのに、どうやったの？」という感じで興味を持ってもらえた部分があるのは否めないと思います（誤解を招く表現だと思うので補足しますが、もちろんそのようなご質問をしていただいた方の中に、意識的に「無名なのに」と思っていた方はおらず、好意と興味を持ってご質問をいただいていると自覚しています。私自身、質問されるのは好きなので、これまでもそしてこれからもご質問は大歓迎です）。

ここだけの話 ……印税

「これで大儲けですね！」「印税ってどれくらいですか？」、本を出版すると、きっと皆さんも聞かれると思います。質問が多い印税、そして誤解も多い印税についてもお話ししておかなければなりません。

『印税で1億円稼ぐ』という衝撃的なタイトルの本の中ですら、「本を書くことはお金にならない（割に合わない）。執筆は、書くことが好きで、苦にならない人には向いている」と書かれています。**執筆は労力に比してお金にならないのです。**

ましてや医学書の出版で印税生活を送ることはできません。医学書の一番の問題は、その本を買う人が少ないということです。一般の人が読むには専門的かつ高額すぎるので、対象読者が限られてしまうのです。

仮に1冊5,000円の医学書で印税が10％とすると、1冊売れれば500円の印税が著者のところに入る計算になります（実際は印税率はもう少し低いこともあります。さらに印税のうちの1割くらいは税金などで引かれます）。

「10,000冊売れれば500万円！」と思うかもしれませんが、医学書で10,000冊は夢のまた夢です。たとえば私が専門とするのは「救急医学」ですが、日本救急医学会の正会員は学会のサイトによると2019年1月28日時点で10,418名です。学会員全員が買ってくれて、ようやく10,000冊です。しかし、そんな医学書って果たしてあるでしょうか。10人に1人が同じ本を購入してくれたとしても、よく売れてる方の本ということになると思います。

医学書の場合、もし対象読者を増やしたいのであれば、研修医やコメディカル向けに対象を広げるという方法があります。しかし、医者以外を対象にすると、今度は高額な本は売れなくなるので、単価を抑えなければなり

ません。単価は下げられるのかというと、これも限界があります。出版に
かかった費用を考えなければなりません。しかも医学書は数年経つと内容
が古くなり、さらに売れなくなってしまうのです。

　このあたりのことは夏井睦先生の「新しい創傷治療」のサイトでも考察
されています。医学書と一般書の両方でベストセラーを出している夏井先
生から見ても**「医学書で印税生活は無理」**と述べられています。本を出す
ために要する時間、労力、資料代などを考えると、お金儲けのために出版
をするのは得策ではないということがおわかりになると思います。

第 10 章

これから本を
出版する方への
アドバイス

本の執筆は長い戦いです。企画が通ったとしても、そこから数カ月で10万字近い原稿を完成させなければならないのです。基本的にドロップアウトすることはできません。「うまい文章を書くためにはどうするか」「執筆を続けるためにはどうするか」。本章では原稿執筆のための、長い長い道のりの歩き方のヒントをお示しします。

文章術について

質のよい原稿執筆のために、ぜひ身につけておかなければならないことがあります。それは文章術です。当たり前ですが、本の基本は文章です。文が集まり段落になり、段落が集まり章になり、章が集まり一冊の本になるのです。うまい本を書くには文章の勉強が必須です。なにしろ10万字の本を執筆するとしたら、私たちは2,000〜5,000の文章を書かなければいけないのですから。

文章の上達のためにはたくさん読んでたくさん書く……で、なにを読めばいいの？

文章が上達するカギは「よい文章をたくさん読んで、自分でたくさん書くこと」です。「習うより慣れろ」です。では、なにを読んで、なにを書けばいいのか。よく「こういう本を読みましょう」と推薦図書が羅列されていることがありますが、こういう本から始めて挫折してしまった経験がある方もいらっしゃるのではないでしょうか。

『実践的ライター入門』（PHP研究所）という本に、文章上達のアドバイスとして、「よい文章にふれることの大切さ」という章があります。そこには、「模範として挙げられている作家の本を読んでみても、おもしろくなかっ

た経験が誰しもあるはず。そのような作家は、自分の好みで挙げられていることがほとんどで、それに従う必要はない。無理して理解できない文章を読むのはよくない。まずは自分主義で、読んで楽しいと感じる作家の作品から、好みの文章を読んでみるのがよいと思う。そして、『自分も書くぞ』と思って読むこと」ということが書かれています。自分の読みやすい本、読める本を無理せず読むのがキモのようです。

　また、「良い文章を読むほど、文章センスが磨かれる」とも書かれています。これには私も実感があります。あるとき、椎名誠さんのエッセイを集中的に読んでいたときがあったのですが、そのあとに書いた原稿の文体がどことなく影響されていたのです（このときは自分の文章が軽快というか話し言葉的になりすぎて、当時の原稿の文体と合わず修正しましたが）。こんな風に書きたいという作家がいたら、執筆の前後などに触れておくと、もしかしたら近づくことができるのかもしれません。

　最近はパソコンどころかスマホやタブレットが手元にある時代。新聞離れが叫ばれている一方、活字を読む機会は以前より確実に増えているでしょう。インプットが少ないということはあまりないのではないでしょうか。あとはアウトプットに慣れることです。メールでもブログでも社内新聞でもなんでも構いません。どんどん読んで、どんどん書いて、文章を書くことに慣れていきましょう。

アウトプットは出し惜しみするくらいがちょうどいい

　文章を書くにはその何倍ものインプットが必要と言われています。「10,000時間の法則」でご紹介したように、時間やお金を多く費やした分だけ多くの経験になり、自分の中に蓄積されていきます。本を書くには多量のインプットが必要です。そしてインプットしたものはアウトプットしなければなりません。アウトプットは量より質を重視すべきと思います。

たとえば院内の勉強会でよくある失敗が、「自分の勉強したものを出し惜しみなくすべて話してしまうこと」です。主催者は、勉強会のためにたくさんの論文を読み、教科書を調べ、先輩に聞いたりして、新しい知識をたくさん手に入れます。そして、親切な主催者は、出席者とこれを全部共有したいと考えてしまいます。その考え自体は親切心にあふれ、とてもよいことだと思うのですが、その勉強会にあれもこれもすべて詰め込みすぎてしまうと、聞いている方はすぐにお腹いっぱいになってしまいますし、情報量が多いと論点もずれてしまいます。**結果として、たくさん勉強したにもかかわらず、聴衆からの「受け」は悪く、反響はイマイチだったりするのです。**アウトプットは量より質にこだわりましょう。

「名文家」ではなく「明文家」を目指す

文章を書くときに気をつけた方がよいことがあります。それは、かっこいい文章、しゃれた文章を書こうとしすぎてしまうこと。私たち医療従事者は、作家でも名文家でもありません。こなれた文章を書こうと意識すると、そこだけ浮いてしまったり、読んでいてよくわからない文章ができあがったりしてしまいます。**私たちが心がける文章は、わかりやすい文章です。もっと言えば、誤解なく伝わる文章です。**

いまから国語の勉強なんて……と思われるかもしれません。しかし、私たちは文学を書くわけではないので、文の裏や行間を読ませるようなこじゃれた表現を書けなくても問題はありません。目指すべきは読みやすい日本語、誤解のない日本語です。このあたりのことは、一般向けで読みやすい文章術の本を1〜2冊読めば十分だと思います。たとえば、「が」の多用を避けること、文章は簡潔にすること、一文一意（ひとつの文章にはひとつの情報のみを入れること）を守ること、句読点の使い方、最初の一文に力を入れること、などなどいろいろ書かれていると思います。個人的には『実

践的ライター入門』にとてもお世話になりました。

　繰り返しますが、よい文章を書く一番のコツは「よい文章を読んで、自分でたくさんの文章を書くこと」です。このあたりも「10,000時間の法則」と合致しますが、今から10,000時間も読み書きしなくても大丈夫です。私たちは長く日本に暮らした日本人なので、すでにある意味で日本語の達人です。そして私たちは作家ではなく医療者です。文学を書いて食べていく

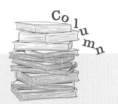

いまでも役に立っている
医学部での日本語授業

　そういえば、医学部時代に日本語という授業がありました。「医学部に日本語？」と思いましたが、先生はお二人いらして、お二人とも「医者のための日本語」を意識して授業をしてくださいました。15年以上前のことなので一字一句正確に覚えているわけではありませんが、ひとりの先生は確かこんな風におっしゃっていました。「君たちは数年後に医者になるんだ。医者はカルテも書くし病状の説明もする。君たちが習得すべき日本語は、文学的なうまい表現やしゃれた表現ではない。患者さんにわかりやすい日本語、誤解のない日本語、読みやすい日本語だ。私はそのための授業をする」。

　そして授業ではテーマに沿って学生に文章を書かせ、それをみんなの前で添削をする。そしてその表現のどこがわかりにくいのか、どこに誤解を生じさせる箇所があったのかを教えてくれる。そんな授業でした。もうひとりの先生がしてくださった授業も、ら抜き言葉、カタカナ表記に関すること、手紙の書き方など、ずいぶんと実用的な授業でした。この日本語の授業、今でもとても役立っています（私の文章が読みにくくなければですが……）。

わけではないので、文章力で他との差別化を図らなくてもいいのです。

締切を守るコツ

「締切は必ず守る！」……とは言ったものの、作家ではない私たちにとって、日常業務をしながら原稿執筆をすることは簡単なことではありません。魔が差すと、「今日もできなかったな……。明日こそ書くか……」なんてことも起こるでしょう。でも、「明日っていつのあしたよ？」と聞かれて、本当に「明日はあした」と答えられるでしょうか。

「締切は必ず守りましょう」と言ったからには、「締切を守るためのコツ」についても一緒に考えていきたいと思います。そして「あしたっていまさ！」と胸を張って答えられるようにしましょう。

締切を守るためのコツを4つにまとめます。

1　自分の執筆ペースを把握する
2　「自分締切日」を作り遵守する
3　締切前のチェックポイントを作る
4　「執筆の絶対時間」を作る

1　自分の執筆ペースを把握する

あなたは自分の執筆ペースを把握していますか？　執筆ペースは人によってさまざまです。また、書く内容がほぼ決まっている場合と決まっていない場合、つまりネタがあるかどうかでもペースは変わります。行き当たりばったりで考えながら執筆するのと、あらかじめ考えた道筋のとおりに執筆するのでは、ペースが違うのは当然です。

実は、サンプル原稿を書いておくことはここにも効いてきます。ある程度原稿を書くと、自分が「1時間に何字書くことができるのか」「1週間で原稿用紙何枚くらい仕上げることができるのか」「1カ月で何章くらいまとめることができるのか」、自分の執筆速度の大まかな目安がわかるようになります。**自分の執筆ペースを把握しておくと、完成時期の目安がおのずと導かれます。**

　ただしサンプル原稿として書いた原稿は、自分の勝負原稿だったはず。つまり自分の筆が進みやすかった内容であることが多いと思います。実際は書きにくいネタ、筆が進まないネタもあり、執筆速度がペースダウンすることもあります。また、予期せぬ急用でペースが乱されることもあります。

2　「自分締切日」を作り遵守する

　「自分ルール」を作るように「自分締切日」を作ってみましょう。たとえば、4月1日から書き始めることになったとします。5月31日が締切日になったとします。この場合、自分の中での締切を2週間前、つまり5月17日に決めます。これを「自分締切日」と呼ぶことにします。自分締切日を本当の締切日よりも前に設定することで、万が一に備えます。

　ただし、この「自分締切日」も「絶対遵守」です。本当の締切日まで2週間取っておくのは、**人間、2週間あれば、相当なことができるからです。**また、急な予定が入った場合や不慮の体調不良時にも、2週間あれば何とか対応できるでしょう。

　原稿は、まずは執筆を完了させなければなりません。しかし、その後も終わりではありません。完成後に読みにくいところがないか、内容に矛盾がないか、誤字脱字はないか、推敲をしなければなりません。万が一推敲で大きな問題点が見つかった時も、「自分締切日」以降の2週間で何とか解決できるでしょう。

大切なことは「締切は絶対に守る」ことです。「自分締切日」も例外ではありません。「やるといったらやる」。「守るといったら守る」。自分との約束が守れない人は出版ができないと言います。今やれない人は明日もやれません。「締切は絶対に守る」のです。

3　締切前のチェックポイントを作る

　ここでも「逆算計画法」が有効です。先の例では5月31日（本当の締切日）までに原稿を提出するため、5月17日を「自分締切日」として設けたわけです。今度は5月17日までに原稿を完成させるためには、いつまでにどれくらい書き上げておけばいいのか。順に逆算して、複数箇所にチェックポイントを設けておきます。仮に4月1日から4月30日までの最初の1カ月でほとんど進められなかった場合、5月1日から5月17日までの半月程度で残りをすべて完成させるのは厳しいでしょう（もちろん5月の大型連休をすべて執筆に使えるなど特別な事情が約束されていれば別ですが）。そうすると4月30日だけにチェックポイントを置くのは少し遅いと判断し、この前にもう1カ所チェックポイントを設けます。チェックポイントの位置や個数は、人によって異なると思います。**「気がついたら手遅れになっていた……」というのを避けられる位置、リカバリーが何とかできる位置、それも気持ち早めに置いておくのがおすすめです。**

　早めにチェックポイントを置いておくと、万が一、筆が進まない場合や、資料を取り寄せたいが間に合わない場合などに、出版社に早めに連絡をすることができます。もちろん最初に決めた締切日は守らなければならないのですが、その設定に無理があるとわかった場合、早めに相談することができます。これが後になればなるほど、ボディブローのように響いてきます。トラブルには早め早めに対応しましょう。

4　執筆の絶対時間を作る

4つのコツの中で一番大切なのは、この執筆の絶対時間を作ること。**誰にも邪魔されない絶対時間を作る。**まさにマンガ『HUNTER×HUNTER』（集英社）のクラピカのように無敵になり、集中的に原稿を仕上げることができます。絶対時間の作り方は次の時間術の項でお話します。

時間確保について

原稿をうまく書き上げられるかどうかのポイントは、「時間と環境の確保」と「モチベーション」だと思います。特に時間の確保は重要です。時間を確保するヒントをお話しします。なお、時間術は、自分に「合う」、「合わない」がはっきりしている分野だと思います。絶対の方法はおそらくなく、食わず嫌いを止め、1年くらいかけていろいろ試してみて、最終的に自分に合う方法が見つかれば御の字ではないでしょうか。

朝型のススメ？　いやススメはしない

時間確保の方法は、「時間術」に関する本としてビジネス書、勉強法の本などでたくさん紹介されています。そこで必ず言及されるのが、朝型のススメです。朝型を勧める方の理論はこうです。「早朝の数時間は誰にも邪魔をされないゴールデンタイム。家族も寝ている。電話も鳴らない。テレビもやっていない」「早朝なら頭もすっきり。寝ている間に情報が整理されている。あとはクリアな頭でアウトプットをしていくだけ」などという感じです。

もしあなたが朝型であるなら、これ以上のことはありません。また、朝

型かわからなければ、1～2週間試してみるのもよいと思います。**しかし結論から言うと、「朝型のススメ」を私は万人には「ススメナイ」。** なぜススメナイか。残念ながら、自分でうまくいった試しがないからです。翌日に早く起きるために前日早く寝たとしても、二度寝の誘惑に何度負けてしまったことか。自分には向いていなかったのでしょう。ほかにも、早く眠ろうとしたら寝付きが悪く、翌日早起きした結果、睡眠時間が短くて翌日つらかった、なんてことも。

　それから、救急という自分の仕事も関係していたのかもしれません。救急医をしていると日勤と夜勤が代わる代わるやってくるので、睡眠周期が不規則になるのです。「食べられる時に食べて、寝られる時に寝る」という生活を続けてきたため、いつでもどこでも寝られるようになった一方、一度寝ると強い理由がなければ起きません。「朝に頑張って早起きして執筆」というのは、自分を起こすには動機付けが弱かったようです。執筆熱は高いと思っていたのですが、睡眠欲の方が高かったわけですね。

　そういうわけで朝型について否定はしませんし、できる人は行った方がいいとも思っています。でも、できない人が無理して行うものではないと思います。

日中に「執筆の絶対時間」を作る

　皆さんは予定表に「絶対に欠席できない会議」「絶対に休めない手術」「絶対に行かなければならない学会」などと書いてあったらどうしていますか？それ以上の急用、それ以上の緊急手術がなければ、絶対に参加しますよね。執筆も同様です。1日のうち、○時から○時は絶対に執筆する、という「執筆の絶対時間」を作ってみてください。そしてその時間帯は必ず机に座るのです。予定表に「執筆の絶対時間」を記載して、その執筆時間を死守する。そんなに長い時間でなくても構いません。でも、その時間は他の用事

を絶対に入れてはいけません。誰にも邪魔されない時間を作るのです。

　毎日コツコツ書くタイプの人は、毎日少しずつ絶対時間を確保すればよいです。まとまった時間をじっくり使って書くタイプの人は、休日の数時間や半日、1日を確保すればよい。このあたりはいろいろとスタイルがあると思います。ただし一般には毎日コツコツ型の方が執筆は安定するようです。このあたりは『できる研究者の論文生産術』（講談社）という本に詳しいです。参考にしてみてください。

スキマ時間の活用

　仕事の切れ目、人を待つ時間、会議の開始前。その5分や10分のスキマ時間に何をしていますか？　**スキマ時間をうまく使える人は、インプットとアウトプットを効率よくできる人だと思います。**まとまった2時間が取れなくても、1日に何度も訪れる5分から15分のスキマ時間を全部有効利用できたとしたら？　できることが相当増えると思いませんか。

　紙とペンがあれば、ちょっとしたアイディアを書き留めておくことができます。最近はスマホやタブレットもあるのでスキマ時間を活用するのに便利です。

　しかし、スキマ時間は純粋な執筆時間としては使いにくいです。スキマ時間はあくまでスキマ。次の用事が必然的に迫ってくるので、途中で中断されてしまうことが少なくないからです。

　そのため、スキマ時間は、できた原稿の推敲、執筆に必要なネタのちょっとしたインプット、アイディアや構成の大雑把な検討など、単純作業やブレインストーミングの時間にあてることをお勧めします。原稿執筆は、直接原稿を書き進めていく以外にもやることがあるのです。

環境作りについて

執筆場所の確保

　時間の確保と同じように大切なことに、執筆場所の確保があります。執筆の最大の敵は「邪魔が入ること」でしょう。執筆していると、いわゆる「筆が乗る」ときがありますが、せっかく筆が乗っているところをくじかれてしまうと、テンポのよい同じ原稿は書けなくなります。同じモードに達するのにもとても時間がかかります。

　電話も同様で、途中で電話がかかってくると執筆の邪魔になるので、執筆時間に電話は切るという人もいるようです。**邪魔が入らない環境作りは最優先事項です。**

私は「コーヒー」があれば何とかなる！ あなたにはそういうものはある？

　物理的な場所もそうですが、環境も大切です。リラックスした状態の方が執筆は進みます。私の場合、場所以上に大切なものがあります。執筆には「コーヒー」が絶対に欠かせません。自宅では必ず手元にコーヒーを置いて執筆しています。自分はちびちびと飲みながら進めていくタイプで、インスタントで十分です。自宅外で書く場合はコーヒーの飲める喫茶店を選びます。

　ほかにはたとえば、音。書斎や図書館のように静かなところがいいのか、居間や喫茶店のように多少の喧噪があるところがいいのか。音楽を聴きながら書く人もいるでしょう。好きな音楽を聴きながら執筆すると筆が進む人もいるでしょう。自分は音楽はかける場合もかけない場合もありますが、

かける場合は歌詞のない音源を選んでいます。曲に歌詞があると口ずさんで歌ってしまって執筆が進まないのです。私の場合、執筆が進む最高の音楽は、とあるジャズピアノ。テンポのよい曲がタイピング（執筆）を加速してくれます。気がついたら何周も回っていた、なんてこともざらです。

パソコン環境

　ネット環境については、意見が分かれるかもしれません。賛成派は、「ネット環境が整っていれば、途中で行き詰まったときにいろいろと調べられて便利」。反対派は、「ネットがあると、メールチェックや無用なネットサーフィンをしてしまい時間を食ってしまう」というところでしょうか。このあたりは利点と欠点を認識しながら、自分流でうまく使ってください。

あとがき

　学会での私の楽しみのひとつは、書籍展示コーナーに行くことです。そこではその分野に特化した本を集中的に見ることができますし、新刊コーナーではその時期の流行を知ることもできます。タイトルを眺めるだけでも自分がレベルアップした錯覚を得ることができます。

　私が最初の本を出版する以前のこと。とある学会で、いつものように本をパラパラと見ていたときに、あることに気がつきました。

　「最近は10年目前後の比較的若い医療者の方が本を書いている」

　「ベテラン医療者でなくても本を書けるのか」

　当時から、「いつか本を書きたい」と思っていた私が、本の出版を意識しはじめたのは、その頃からだったと思います。

　「本を書くためにはどうすればよいのか」。その答えを出すために、出版の本、文章術の本、時間術の本などを読みあさりました。ビジネス書や小説を書くための指南書はありましたが、医療者向けの本の書き方が書かれた教科書は当時皆無でした。「それならビジネス書領域のノウハウを医学書領域に応用させて出版社にアプローチしてみよう」と思い立ち、本書で紹介した能動的出版アプローチを実行した結果、生まれたのが『ER必携救急外来Tips 1121』と『季節の救急—Seasonal Emergency Medicine—（通称キセキュー）』でした（いずれも日本医事新報社）。

　その後、医療者の中にも出版を目指している人はたくさんいることがわかりました。救急科の、地方病院の、平凡な一専門医であった無名の自分が本を出せたのです。「私が実践したノウハウを独り占めしてしまうのはもったいない」。本書を世の中に発信しようと考えた瞬間です。

　「自分が単著の出版なんて……」とお考えの人も、まだいらっしゃるか

もしれません。たしかに何の経験もなく、身近にアドバイザーもいないのに「本を書いてみて」といわれたら、お手上げでしょう。でも、もし本当に「出版しようか」と思ったら？ そんなとき、あなたのイメージしているアイディアをいかに企画書にまとめ、どのように出版社へアプローチをするのか。あなたが出版するまでの道を本書がうまくエスコートできれば幸いです。

　医療者向けの本としては一風変わった企画だったにもかかわらず、前向きにご検討いただき、こうして無事に書籍化を果たすことができましたことを、メディカ出版代表取締役社長の長谷川素美様、編集局第Ⅰ編集課の山川賢治氏に、この場をお借りして心より感謝申し上げます。また、本企画について助言をいただき、後押しをしていただいたＣ氏には感謝してもしきれません。そして読者の皆さんには最後までお読みいただきありがとうございました。皆さんの本が書店に並ぶことを心より応援しています。

京都・永観堂ちかくのドトールでコーヒーを飲みながら

山本基佳

索引

た行

な行

引用・参考文献

○ 夏川草介『神様のカルテ』．小学館，2009年．（小学館文庫，2011年）

○ 鳥山明『Dr. スランプ』全18巻．集英社（ジャンプコミックス），1980-1985年．（集英社文庫，1995-1996年）

○ 小畑健・大場つぐみ『バクマン。』全20巻．集英社（ジャンプコミックス），2009-2012年．（集英社文庫，2017年）

○ 岸本斉史『NARUTO—ナルト—』全72巻．集英社（ジャンプコミックス），2000-2015年．（集英社文庫，2017年）

○ 吉本佳生『スタバではグランデを買え！—価格と生活の経済学』．ダイヤモンド社，2007年．（ちくま文庫，2012年）

○『日本一楽しい漢字ドリル うんこ漢字ドリル』（小学1年生-6年生）．文響社，2017年．

○ 吉田浩『本を出したい人の教科書 ベストセラーの秘密がここにある』．講談社，2014年．

○ 夏井睦『創傷治療の常識非常識—〈消毒とガーゼ〉撲滅宣言』．三輪書店，2003年．

○ 香坂俊『もしも心電図が小学校の必修科目だったら』．医学書院，2013年．

○ 岸田直樹『誰も教えてくれなかった「風邪」の診かた 重篤な疾患を見極める！』，医学書院，2012年．

○ 山下武志『3秒で心電図を読む本』．メディカルサイエンス社，2010年．

○ 長尾大志『レジデントのためのやさしイイ胸部画像教室 ベストティーチャーに教わる胸部X線の読み方考え方』．日本医事新報社，2014年．

○ 四維東州『一気に上級者になるための麻酔科のテクニック—研修医・麻酔科医へ。』．三輪書店，2008年．

○ 許勝栄 編『これ一冊で小外科、完全攻略 持っててよかった！』．日本医事新報社，2014年．

○ 渡辺重行・山口巖 編『心電図の読み方パーフェクトマニュアル—理論と波形パターンで徹底トレーニング！』．羊土社，2006年．

○ 山田真哉『さおだけ屋はなぜ潰れないのか？ 身近な疑問からはじめる会計学』．光文社（光文社新書），2005年．

○ 野村実 監・国沢卓之 編『初心者から研修医のための経食道心エコー—部長も科長もみんな初心者』．真興交易医書出版部．2008年．

○ 安達正勝『死刑執行人サンソン—国王ルイ十六世の首を刎ねた男』．集英社（集英社新書），2003年．

○ 荒木飛呂彦『ジョジョの奇妙な冒険』全63巻．集英社（ジャンプコミックス），1987-1999年．（集英社文庫，2002-2009年）

○ 小川晶子『プロフィール作成術：コピーライターが教える、ビジネスにつながるプロフィールの作り方』．さむらいコピーライティング（Amazon Kindle），2016年．

- 森田まさのり『ROOKIES』全24巻．集英社（ジャンプコミックス），1998-2003年．（集英社文庫，2007-2008年）
- 三田紀房『ドラゴン桜』全21巻．講談社（モーニングKC），2003-2007年．
- 森川ジョージ『はじめの一歩』1-126巻（以下続刊）．講談社（講談社コミックス），1990-2019年．（講談社漫画文庫，2017年-）
- 曽田正人『め組の大吾』全20巻．小学館（少年サンデーコミックス），1996-1999年．（小学館文庫，2005-2006年）
- 松枝史明『「売れる・読ませる」文章が書ける 実践的ライター入門』．PHP研究所，2004年．
- 小畑健・大場つぐみ『DEATH NOTE（デスノート）』全13巻．集英社（ジャンプコミックス），2004-2006年．（集英社文庫，2014年）
- 吉江勝『出版で夢をつかむ方法』．中経出版，2010年．
- 柴田光滋『編集者の仕事—本の魂は細部に宿る』．新潮社（新潮新書），2010年．
- 車田正美『聖闘士星矢』全28巻．集英社（ジャンプコミックス），1986-1991年．（集英社文庫，2001年）
- 和月伸宏『るろうに剣心』全28巻．集英社（ジャンプコミックス），1994-1999年．（集英社文庫，2012年）
- 大西寿男『セルフパブリッシングのための校正術』．NPO法人日本独立作家同盟（群雛文庫），2016年．
- 福田剛大『仕事が取れる すごい名刺交換5つの鉄則』．学研パブリッシング，2013年．
- 冨樫義博『HUNTER×HUNTER』1-36巻（以下続刊）．集英社（ジャンプコミックス），1998-2019年．
- 千田琢哉『印税で1億円稼ぐ』．あさ出版，2013年．
- 宮木あや子『校閲ガール』．KADOKAWA（角川文庫），2016年．
- 井上雄彦『SLAM DUNK』全31巻．集英社（ジャンプコミックス），1991-1996年．（新装再編版，2018年）
- 福本伸行『賭博黙示録カイジ』全13巻．講談社（ヤングマガジンコミックス），1996-1999年．
- 三田紀房『個性を捨てろ！型にはまれ！』．大和書房，2006年．
- 岩明均『寄生獣』全10巻．講談社（アフタヌーンKC），1990-1995年．（講談社文庫，2014-2015年）
- トーマス・クーン『科学革命の構造』．みすず書房，1971年．
- 野家啓一『科学哲学への招待』．筑摩書房（ちくま学芸文庫），2015年．
- 江部康二・夏井睦『医療の巨大転換（パラダイム・シフト）を加速する—糖質制限食と湿潤療法のインパクト』．東洋経済新報社，2013年．
- ジョエル・バーカー『パラダイムの魔力』（新装版）．日経BP，2014年．
- ポール・J・シルヴィア『できる研究者の論文生産術 どうすれば「たくさん」書けるのか』．講談社，2015年．

付録：持ち込み時の本書企画書

出版企画書

p.37 仮タイトル

「無名の医療者が医学書を出版するまでの道」

タイトルはそのまま採用！

p.41 仮サブタイトル

医療者の医療者による医療者のための出版ガイドブック

サブタイトルとキャッチコピーは検討の結果別案に

p.41 仮キャッチコピー

君も本を書いてみないか？

または （マンガの 『ドラゴン桜』 をイメージして） 人生を変えろ！出版を目指せ！

p.51 本書の内容

　無名の医療者のための出版指南書。 USP （unique selling proposition：自分の強み） の見つけ方、 出版社への能動的アプローチ、 受動的アプローチ、執筆、 校正、 出版、 出版後までの道について解説した本。 無名である著者自身の出版体験を軸に述べつつ、 普遍性と実用性をもたせ出版に関連したtipsやアドバイスを加味。 読みやすさを意識して時にマンガや一般書を例に出して語っていく形式。

p.43 著者名 ・ 所属

　山本 基佳 （やまもと もとよし） 社会医療法人財団 慈泉会 相澤病院 救急科

p.43 著者プロフィール

　中学生の頃に読んだマンガ 『ブラックジャック』 と高校生の頃に観たテレビドラマ 『ER （Emergency Room：救命救急室）』 に影響され、 医者になろうと志したものの、 通っていた高校が文系寄りの学校であり、 学力も及ばず

医学部不合格。 1浪して何とか医学部に入学。 医師免許取得し、 在学中にとある縁で知った長野県松本市にある相澤病院で初期研修を開始。 当時のER研修は過酷で、 救急科をローテートしていない月にもかかわらず、 多い時で月に16回ERで日勤＋夜間当直があり、 同期と切磋琢磨しながら研修生活を送る。 研修終了後は進路を救急科にして同院で勤務。 救急専門医を取得後、 平成26年に同院で救命救急センター副センター長、 臨床研修センター副センター長に任命される。 十数年の研修医指導経験を生かし、 それまでに蓄積したER診療のピットフォールをTips集としてまとめ、 平成29年4月に日本医事新報社より処女作 『ER必携 救急外来 Tips 1121』 を、 平成30年9月に同社より 『季節の救急』 をそれぞれ単著で出版。 現在、 ERで救命救急センターのスタッフらとともに地域の救急医療の一端を担っている。

昭和55年 ： 神奈川県川崎市に生まれ育つ
平成18年 ： 東京慈恵会医科大学医学部卒、 現・社会医療法人財団慈泉会相澤病院初期研修開始
平成23年 ： 同院救命救急センタースタッフ
平成26年 ： 同院救命救急センター副センター長、 臨床研修センター副センター長

研究領域
　医学生時代 ： 細胞培養 （ES細胞の一種などを扱う）
　就職後 ： 救急科 ・ 麻酔科 ・ 研修医教育 ・ 看護師教育

p.50
資格
　日本救急医学会救急科専門医、 日本麻酔科学会麻酔科専門医 （各指導医試験合否待ち）

過去の著作物など
　別紙の業績一覧をご参照ください。 p.31

p.51
企画意図
　「いつか本を書きたい！」 と考えている医療者は少なくないと思います。 私自身そのように思っていましたし、 2017年4月に日本医事新報社から拙著 『ER必携 救急外来 Tips 1121』 を出版させていただいた直後には、 実際にたくさ

んの同僚から「どうやって本を書くきっかけを得たのか？」を尋ねられました。それも医者だけでなく、看護師、看護アシスタント、医療事務、薬剤師など様々な職種からです。

　医療現場はスペシャリストの集まりです。多くの人間ドラマも生まれます。医療者として何年も働いていると、日々の外来・病棟業務、臨床や看護、仕事のノウハウ、キャリアアップのコツ、後輩の指導経験、先輩との上手なつきあい方、患者さんとの貴重な体験、心温まる思い出、予期せぬクレームなど、誰しも語り継ぎたいことのひとつやふたつはあります。機会があれば本としてまとめて発表したいと考えていると思います。

　卒後30年クラスのベテラン医療者や、その分野で成功を収め活躍している医師など、既にある程度の地位に立っている方であれば別ですが、普通はどんなに待っていても、無名の医療者のところにそのような話がやってくることはなかなかありません。仮にどんなに貴重な経験や面白いネタを持っていたとしても、「どうやって本を書くのか」がわからなければ、どこをどう進めばよいのかただ途方に暮れるのみです。

　今回、地方病院の無名の医者に過ぎなかった自分がどのように拙著『ER必携 救急外来 Tips 1121』の出版のチャンスをいただいたのか。自分自身の出版経験とともに、そこで学んだ出版のためのノウハウ・アドバイスを紹介させていただこうと思いました。そして、出版を夢見る若手医療者やまだ無名の医療者の方達へ、出版のお手伝いができればと思い、本企画を考えました。

　本企画は、読めば必ず出版できる、という類いの魔法の企画ではありませんし、本企画の内容が万人に当てはまる唯一の道標になるわけではないと思います。しかし、「出版」という目的地にたどり着くための一筋の光として、右も左もわからない読者の足下を照らすことはできるのではないかと思います。

　私のような地方のしがない一救急医でも、出版を通じていろいろな経験ができ、日本にいながら世界が大きく広がりました。若手医療者の方にはその新鮮かつ斬新な切り口のネタを発信すべく、またベテラン医療者の方はその長く暖めてきた知恵を萌芽させるべく、本企画を活用していただければと思っております。

p.52

企画背景

　最近、「卒後10年目前後の若手医師」が出版する傾向が高まっているように感じます（拙著『ER必携 救急外来 Tips 1121』（日本医事新報社）、『卒後10年目総合内科医の診断術』（中外医学社）、『総合診療徹底攻略100のtips』（中外医学社）など）。ベテラン医師、カリスマ医師ではなく、ま

165

だ無名の医師である私がこのタイミングで本企画の原稿を書かせていただくことで、若手の読者の皆さんにも説得力が増し、実感が沸くのではないかと思いました。

p.52 読者ターゲット

メインターゲットは卒後15年目程度までの無名の医療者（医師のみならず看護師、薬剤師などコメディカルを含んだ全医療者）。サブターゲットは出版を考えているがまだ無名のベテラン医療者。

p.56 類書

吉田浩 『本を出したい人の教科書』（講談社）、吉江勝 『出版で夢をつかむ方法』（中経出版）：どちらも出版へのノウハウが書かれている類書です。ただし主な対象はビジネスマン、ビジネス書の出版です。本企画書の対象は医療者である点が類書との相違点です。

p.62 原稿完成の予定

企画採用後、約3〜6カ月（これまで約55,000字分の原稿を約1.5カ月かけて作成済み）

p.61 想定されるおおよそのページ数

字数は10万字程度。

p.63 企画書の要望

一部図表が入ります。

以上

その後の著者近況

「資格」の欄で合否待ちとしていた指導医試験に無事合格し、日本救急医学会 指導医、日本麻酔科学会 指導医となりました。平成31年（2019年）京都大学大学院に進学し、医学研究科 社会健康医学系専攻 医療疫学分野へ所属。MCR（Master Program for Clinical Research）コースを受講しています。

166

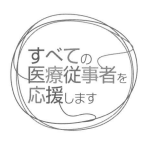

すべての
医療従事者を
応援します

＼ 企画持ち込み歓迎! ／

本書をご購読いただき、誠にありがとうございました。さっそく企画書を作りはじめた方、「どの出版社にお願いする?」（p.68）と迷う必要はありません。持ち込みから生まれたベストセラー・ロングセラーを数多くお手伝いしてきたメディカ出版におまかせください。

kikaku@medica.co.jp

経験に基づく実践的な解説書から、本書のようなちょっと変わりダネまで、「あなたにしか書けない本」の企画をお待ちしています。

株式会社メディカ出版 編集局
〒 532-8588　大阪市淀川区宮原 3-4-30 ニッセイ新大阪ビル 16F

無名の医療者が
医学書を出版するまでの道
―あなたにしか書けない本の作りかた

2020年3月10日発行　第1版第1刷

著　者　山本 基佳

発行者　長谷川 素美

発行所　株式会社メディカ出版
　　　　〒532-8588
　　　　大阪市淀川区宮原3-4-30
　　　　ニッセイ新大阪ビル16F
　　　　https://www.medica.co.jp/

編集担当　山川賢治
装　　幀　市川 竜
本文イラスト　丸井てんぷら
印刷・製本　株式会社廣済堂

ISBN978-4-8404-7198-5　　Printed and bound in Japan

当社出版物に関する各種お問い合わせ先（受付時間：平日9：00〜17：00）
●編集内容については、編集局 06-6398-5048
●ご注文・不良品（乱丁・落丁）については、お客様センター 0120-276-591
●付属の CD-ROM、DVD、ダウンロードの動作不具合などについては、
　　　　　　　　　　　　　　デジタル助っ人サービス 0120-276-592